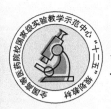

全国高等医药院校国家级实验教学示范中心"十二五"规划教材

供临床医学、基础医学、护理学、医学检验等专业使用

丛书主编　秦晓群

局部解剖学实验

JUBU JIEPOUXUE SHIYAN

主　编　张建一　陈增保
副主编　江会勇　杜建颖　马志健
编　者　（以姓氏笔画为序）

马志健　　海南医学院
王德广　　徐州医学院
古丽娜尔·伊明　新疆医科大学
江会勇　　九江学院
杜建颖　　天津医科大学
李立新　　九江学院
李　芳　　中南大学湘雅医学院
李明秋　　佳木斯大学医学院
余修贵　　九江学院
张建一　　中南大学湘雅医学院
张建伟　　中南大学湘雅医学院
阿不都吉里力·阿不都克力木　　新疆医科大学
阿古·哈山　新疆医科大学
陈增保　　新疆医科大学
赵振富　　深圳大学医学院
赵　微　　佳木斯大学医学院
蔡　艳　　中南大学湘雅医学院
潘爱华　　中南大学湘雅医学院

编写秘书　李　芳　蔡　艳

U0370393

华中科技大学出版社
http://www.hustp.com
中国·武汉

内 容 提 要

本书是全国高等医药院校国家级实验教学示范中心"十二五"规划教材。

全书共九章。根据教学大纲和临床的要求,本书各章列出学习要求、概述、解剖方法及观察、临床联系、复习思考题供医学生学习与参考。实验教材中某些内容的广度可能超出实验教学课时的标准,但对课外开放性实验能够提供帮助。本书内容系统、全面、新颖。

图书在版编目(CIP)数据

局部解剖学实验/张建一,陈增保主编. —武汉:华中科技大学出版社,2013.9(2025.1 重印)
ISBN 978-7-5609-9444-4

Ⅰ.①局…　Ⅱ.①张…　②陈…　Ⅲ.①局部解剖学-实验-医学院校-教材　Ⅳ.①R323-33

中国版本图书馆 CIP 数据核字(2013)第 238145 号

局部解剖学实验　　　　　　　　　　　　　　　　张建一　　陈增保　主编

策划编辑:柯其成
责任编辑:柯其成
封面设计:陈　静
责任校对:何　欢
责任监印:周治超
出版发行:华中科技大学出版社(中国·武汉)　　电话:(027)81321913
　　　　　武汉市东湖新技术开发区华工科技园　　邮编:430223
录　　排:华中科技大学惠友文印中心
印　　刷:武汉邮科印务有限公司
开　　本:787mm×1092mm　1/16
印　　张:8.5
字　　数:190 千字
版　　次:2025 年 1 月第 1 版第 6 次印刷
定　　价:32.00 元

全国高等医药院校国家级实验教学示范中心"十二五"规划教材编委会

主任委员　秦晓群

委　员（按姓氏笔画排序）

于　军	第四军医大学	张晓莉	牡丹江医学院
马志健	海南医学院	陈昌杰	蚌埠医学院
马晓松	深圳大学医学院	陈增保	新疆医科大学
王　军	首都医科大学	罗自强	中南大学湘雅医学院
王迎伟	南京医科大学	金宏波	哈尔滨医科大学
王晓梅	深圳大学医学院	周代锋	海南医学院
孙玉萍	新疆医科大学	秦晓群	中南大学湘雅医学院
吴宜艳	牡丹江医学院	高殿帅	徐州医学院
吴雄文	华中科技大学同济医学院	高国全	中山大学中山医学院
宋高臣	牡丹江医学院	康　毅	天津医科大学
张　晓	成都医学院		

总序

为了进一步推动高等学校加快实验教学改革,加强实验室建设,培养大学生的实践能力和创新精神,提高教育质量,更好地满足我国经济社会发展和创新型国家建设的需要,教育部于 2005 年 5 月启动了高等学校实验教学示范中心建设和评审工作。同时,要求各实验教学示范中心认真总结教学经验,凝练优质实验教学资源,加强实验教学研究,不断开拓创新,探索实验教学改革新思路,引领实验教学改革方向,为全国高等学校实验教学提供示范。在此质量工程实施过程中,一批优秀的国家级医学实验教学示范中心应运而生。

在医学基础课教学中,实验教学占有极其重要的位置,它在培养学生实际动手能力、综合分析问题和解决问题的能力以及科研创新能力等方面发挥着独特的作用。实验教材是实验教学的基础,也是实验教学改革的载体。但目前各高等学校的实验教材建设明显滞后,主要存在以下几个问题:①实验教材建设落后于理论教材,作为高等学校三大建设之一的教材建设多年来一直受到高度重视,但这里的教材建设一般是指理论教材的建设,而实验教材在大多数高等学校一直不受重视,实验教材大多是自编的实验指导,不能满足实验教学的需要;②实验教材没有形成自己的体系,许多实验教材只注重了与理论知识体系配套,而忽视了自身的系统性、科学性和完整性,成为理论教材的附属品,没有形成自己独立的教材体系,表现为实验课大多是为了配合理论课教学,偏重于验证理论,缺乏综合性与设计性的教学内容;③实验教材缺乏创新,表现为验证性实验偏多,缺乏设计性、综合性实验课题,验证性实验可以对学生强化课堂所学的理论知识起到积极作用,但不能充分激发学生的创造性思维,不能较好地培养学生分析问题、解决问题的能力,不利于学生综合素质、创新意识和创新能力的培养;④实验教材管理混乱,由于历史原因,高等学校实验教材在管理上较为混乱,缺少实验教材建设规划,也没有教材使用的统一要求,教材使用相对无序,既有本校教师编写的自印讲义、实验指导书,也有从校外选用的实验教材,从而导致了实验教学的随意性。

为了顺应高等医学教育实验教学改革的新形势和新要求,在认真、细致调研的基础上,在国家级实验教学示范中心医学组的专家们和部分示范院校领导的指导下,华中科技大学出版社组织了全国 27 所重点医药院校的近 200 位老师编写了这套全国高等医药院校国家级实验教学示范中心"十二五"规划教材。本套教材由 12 个国家级实验教学示范中心的教学团队引领,副教授及以上职称的老师占 85%,教龄在 20 年以上的老师占

70％。教材编写过程中,全体主编和参编人员进行了充分的研讨和细致的分工,各主编单位高度重视并大力支持教材的编写工作,编辑和主审专家严谨和忘我的工作,确保了本套教材的编写质量。

本套教材充分反映了各国家级实验教学示范中心的实验教学改革和研究的成果,教材编写体系和编写内容均有所创新,在编写过程中重点突出以下特点。

(1) 教材课程的设置分为三个模式,即传统型课程模式、整合型课程模式、创新型课程模式。

(2) 教材内容体现"三个层次",即基本训练(基础知识、基本技能训练)、综合型实验、研究型/创新型实验(以问题为导向的实验)。

(3) 既体现基础性,又具有先进性;既体现学科内涵和实验内容的更新,又反映新技术、新方法、新设备的现代实验技术和手段。

(4) 强调学生的自主性,加强创新能力培养。

本套教材得到了教育部国家级实验教学示范中心医学组和各院校的大力支持与高度关注,我们衷心希望这套教材能为高等医药院校实验教学体系改革作出应有的贡献,并能为其他院校的实验教学提供有益的借鉴和参考。我们也相信这套教材在使用过程中,通过教学实践的检验,能不断得到改进、完善和提高。

全国高等医药院校国家级实验教学示范中心"十二五"规划教材
编写委员会

序言

没有解剖学就没有医学,医学院校各专业的学生必须学习人体解剖学,临床专业医学生还需进一步学习局部解剖学。解剖课堂有两位老师,一位是讲台上的老师,一位是解剖台上的无语体师。无语体师是医学界对遗体捐献者的尊称。

遗体捐献是指自然人生前自愿表示在死亡后由其执行人将遗体的全部或部分捐献给医学科学事业的行为,以及生前未表示是否有捐献意愿的自然人死亡后,由其亲属将遗体的全部或部分捐献给医学科学事业的行为。

遗体捐献者在死亡后24 h内通过医学技术处理保存半年至一年就可以供医学生进行解剖学的教学;也可在死亡后12 h内急速冷冻到-30 ℃保存,在教学使用时再复温到4 ℃,从而能够保证遗体接近真实的程度,让医学生能在人体上进行模拟手术训练。

遗体捐献事关医学专业人才的培养和医学科学研究的发展,事关患病人群的生命延续和健康恢复。无论是对于医学教育、疾病研究、救死扶伤,还是对于移风易俗、殡葬改革、资源节约都有着现实的积极意义。同时也体现捐献者崇尚科学、反对迷信的唯物主义生死观和人道、博爱、奉献的精神境界,对促进精神文明和社会进步有着深远的意义。

始于平凡,安于平淡,终于无私,归于自然。在生命洪流里,死亡可以是一种形式的落幕,却也可以升华为一种爱与善的生命循环的序幕。在生命的尽头,他们没有选择青山黄土,也没有选择蔚蓝的大海,而是捐出自己宝贵的身躯,默默地带领医学学子进入医学圣殿,为人类健康和医学事业发展作出最后的贡献。最后的逝去和最初的诞生一样,都是人生必然;最后的晚霞和最初的晨曦一样,都可光照人间!

以此纪念为医学事业默默奉献的无语体师。

潘爱华

前言 *foreword*

　　局部解剖学是临床医学专业重要的桥梁课程。医学生应掌握各器官局部层次结构，重要器官的位置、形态与毗邻以及临床意义。

　　局部解剖学的实验教学，原则上要求学生以解剖操作为主，辅以各局部重要结构形态、位置、毗邻的标本观察，同时进行临床案例的分析讨论，从而使学生掌握"三基"（基本理论、基本知识和基本技能）。

　　根据教学大纲和临床的要求，本实验教材列出了学习要求、概述、解剖方法及观察、临床联系、复习思考题。实验教材中某些内容的广度可能超出实验教学课时的标准，但对课外开放性实验能够提供帮助。

　　解剖学实验教学资源主要是人体标本，我们应尊重、爱护人体标本。为此，本实验教材在序言阐述了其重要性。医学生的人文关怀应从解剖实验起步。

　　参与本实验教材编写的人员均为长期在教学工作第一线的教师。实验教材中难免存在某些不妥或错误之处，望读者在使用中批评指正，待再版时更正。

张建一

目 录 contents

第一章
头　部

一、学习要求

（1）掌握头部重要的骨性标志：枕外隆凸、上项线、乳突、下颌角、髁突、颧弓、眶上缘、眉弓、眶上孔、眶下孔及颏孔。

（2）掌握额顶枕区层次、各层结构特点及临床意义，熟悉颞区的层次结构及临床意义。

（3）掌握颅底颅中窝蝶鞍区的主要结构特点、毗邻关系及临床意义。

（4）掌握脑的被膜层次、硬脑膜的结构特点、重要形成物及临床意义。

（5）掌握面浅区的局解特点及临床意义。

（6）掌握腮腺咬肌区主要结构特点、毗邻关系及临床意义。

（7）了解面部疏松组织间隙及临床意义。

（8）熟悉颅、内外静脉交通及临床意义。

二、概述

头部以眶上缘、颧弓根部、外耳门上缘和乳突的连线为界，分为后上方的颅部和前下方的面部。颅部由颅顶、颅底、颅腔及其内容物三部分组成。颅顶包括额顶枕区和颞区及其深面的颅顶诸骨。颅底可分颅底内面及颅底外面两个部分。颅底内面包括颅前窝、颅中窝及颅后窝。颅腔内容物主要是脑、相关脑神经、血管及脑的被膜等结构。

面部可分为眶区、鼻区、口区和面侧区等四个区，面侧区又可分为颊区、腮腺咬肌区和面侧深区。面侧区是解剖的重点，在进行解剖时，要特别注意面部皮肤很薄，皮肤切口要浅，应小心翻起皮肤，不要损伤皮下的面肌及神经、血管。

三、解剖方法及观察

（一）颅顶软组织层次的解剖观察

1. 尸位

尸体取仰卧位，肩部垫高，使头后仰。根据解剖部位不同再作临时调整。

2. 摸认体表标志（活体触摸）

眉弓、颧弓、耳屏、翼点、颞骨乳突、枕外隆突、下颌骨、眶上缘、眶下缘。

3. 皮肤切口

从鼻根中点至枕外隆突做矢状位切口；从颅顶中央向两侧做冠状位切口，切至耳根上缘；从鼻根经内眦、上睑睑缘、外眦、颧弓上缘至耳屏前缘做切口；从冠状位切口的止点耳根上缘处开始，绕耳根后缘至乳突做一个短的弧形延长切口。

4. 额顶枕区层次解剖与观察

（1）层次特点（见表1-1）。

表1-1　额顶枕区各层次特点

层次	名　　称	特　　点	临床联系
1	皮肤	厚，汗腺、皮脂腺多，血供丰富	疖肿多发，外伤易出血，易愈合
2	皮下（浅筋膜）	致密纤维隔，血管、神经分布于此	限制炎症蔓延，限制血管收缩
3	帽状腱膜及枕额肌	坚韧，张力大	伤口易哆开，外伤应缝合
4	腱膜下疏松结缔组织	疏松间隙	易感染，撕脱，危险区
5	颅骨外膜	薄而致密，与骨缝愈着	骨膜下血肿受限制

（2）"头皮"观察　前三层因紧密愈着，标本中不易分层，而表现为"一层"。但可从断面看到浅筋膜；腱膜下疏松结缔组织也不易分辩，可提起头皮，在头皮与颅骨外膜之间可见白色疏松组织，此即第4层，第5层紧贴于颅骨外表面。

（3）帽状腱膜和腱膜下隙的解剖观察　观察帽状腱膜，其前连额肌，后连枕肌。将帽状腱膜沿上述切口切开，用镊子提起帽状腱膜切口边缘，可见其深面有疏松结缔组织连于帽状腱膜与颅骨外膜之间；将刀柄插入腱膜下疏松结缔组织中探查并确认腱膜下间隙。

（4）颅骨外膜的解剖观察　沿上述切口用刀尖垂直划开骨膜，再用刀柄插入颅骨外膜深面探查，可见颅骨外膜与颅缝连接紧密，与骨面则连接疏松，易于分离。

（5）额顶枕区血管、神经的解剖观察

①滑车上神经、血管的解剖观察：于眶腔口内上角滑车切迹处用手术剪小心分离肌纤维及软组织，寻找滑车上神经，此神经向上穿行于额肌肌纤维之间，分布于额内侧皮肤。与之伴行的血管为滑车上动脉和滑车上静脉。

②眶上神经、血管的解剖观察：在眶上缘距前正中线约2.5 cm处，小心分离眼轮匝肌和额肌，寻找眶上神经及眶上血管。它们从眶上孔（或眶上切迹）穿出，并向上分布于额、顶部，与之伴行的血管为眶上动、静脉。

③枕大神经、枕血管的解剖观察：将尸体翻转成俯卧位，扪认上项线及枕外隆凸，然后在距枕外隆凸外侧2.5 cm处上项线下方的浅筋膜内寻找枕大神经的本干，它是第二颈神经后支的内侧支，穿过斜方肌腱于上项线的起始部和项部深筋膜到浅筋膜，在上项线上方发出分支分布于上项线以上的颅顶部皮肤；在枕大神经外侧，斜方肌和胸锁乳突肌于上项线附着点之间有枕动脉穿出，追踪观察枕动脉的分支分布情况。

5. 颞区软组织层次的解剖观察

颞区层次结构为皮肤、浅筋膜、颞筋膜、颞肌、骨膜。

（1）浅层结构的解剖观察　在耳屏前缘、颞下颌关节上方的颞区浅筋膜中用手术剪小心分离耳颞神经及颞浅动脉、静脉；颞浅动脉在颧弓上方2.3 cm处分为额支和顶支，其分支与额顶枕区其他动脉的分支间存在吻合交通；耳颞神经一般位于血管的后方，有时可穿行于动、静脉之间。耳颞神经分布于颞区皮肤。

（2）颞筋膜的解剖观察　在保留颞浅血管的前提下，沿上颞线做弧形切口，将颞筋膜切开，注意不可切得过深，以免将颞肌一并切开。从弧形切口的起、止两端延长切口，分别切至颧弓的前、后端即可，蒂连于颧弓；将颞筋膜向下翻，观察颞筋膜，越接近颧筋膜越厚、越坚韧，在颧弓上方筋膜分成浅、深两层，分别附于颧弓的外、内侧面。于颧弓上缘用刀尖轻轻划开颞筋膜浅层，观察到它与颞筋膜深层之间有少量脂肪和神经血管，此处即颞筋膜间隙。

（3）颞肌的解剖观察　在颞筋膜切口的稍下方，亦做同样的弧形切口，将颞肌肌纤维切断，向下翻开颞肌。颞肌下面有少许脂肪，它所占据的空间即为颞下间隙，间隙内走行有颞深血管和神经。

（4）颞区骨膜的解剖观察　颞下间隙的深面即为颞区骨膜，它与颞骨连接紧密，不易分离，可用手术刀尖轻轻剥离之。

（二）颅底及颅腔解剖观察

开颅取脑：打开颅盖，原位观察脑及其被膜，进而切断大脑镰及小脑幕，游离大脑半球及小脑。逐一切断各对脑神经、漏斗柄、颈内动脉、椎动脉和脊髓，将整个脑自颅腔内取出，然后解剖垂体、颈内动脉、颅底的静脉窦，以及各对脑神经在颅的行程。具体操作过程如下。

1. 锯除颅盖

（1）从颞窝骨面上切断颞肌起点，除去颞肌。

（2）通过眶上缘上方与枕外隆凸上方各1 cm处的平面，用刀做环形线，沿此线切开骨膜，向上下稍剥离，并用铅笔做标记。依此线逐段锯透颅骨外板、板障和部分内板，深浅以勿伤及脑表面为度。再用凿子凿透尚未锯断的内板，使颅盖与颅底完全分离，并将凿子向上插入锯口，紧贴颅盖内面推开硬脑膜，然后将颅盖轻轻撬除。

2. 分离硬脑膜

（1）在上矢状窦两侧约0.5 cm处剪开硬脑膜。为防止伤及深面的脑组织，先用镊子夹起少许硬脑膜，在夹起的皱褶上剪一个小口，紧贴硬脑膜内面伸入剪刀，向前后延长切口。再于上述切口中点处，向两侧冠状剪开。将四片硬脑膜翻向下方，遮盖颅骨锯缘。

（2）观察蛛网膜。透过蛛网膜和蛛网膜下腔，可见随软脑膜分布的脑表面血管。查看来自两侧大脑半球内侧面和背外侧面而注入上矢状窦的大脑上静脉。

（3）切断由两侧注入上矢状窦的大脑上静脉，用手指向两侧分开大脑半球，显示大脑镰。于鸡冠处剪断大脑镰，并将它从大脑纵裂内抽出，牵向后上方。探查位于大脑纵裂深处的胼胝体及其后方的大脑大静脉。

（4）托起枕叶，沿直窦两侧切断小脑幕，注意勿伤及幕下的小脑，再向两侧延伸，沿横窦沟切断小脑幕的附着缘或切透横窦的上、下壁。剪断注入直窦前端的大脑大静脉，然后将大脑镰连同直窦一起拉向枕后(注意:此时,仅小脑幕的前外侧部尚连着颞骨岩部的上缘)。

3. 取脑

将尸体上移,使其头部移出解剖台边缘,自然后垂,由助手托住脑。

(1)将手指插入额叶与颅前窝之间,轻轻地使额叶与颅前窝分开,用力不宜过猛,以免拉断嗅球和嗅束。当看清嗅球与嗅束后,紧贴嗅球下面切断嗅丝,将两侧嗅球自筛板分离。将额叶继续从颅底牵开,看清视交叉及其后方的漏斗,用刀深入颅底,紧靠视神经管切断视神经,然后切断漏斗柄和两侧的颈内动脉。在漏斗的后方可见鞍背及其向两侧突起的后床突,切断位于后床突外侧的动眼神经。翻起小脑幕游离缘,切断纤细的滑车神经及其后方的三叉神经。

(2)在颅后窝内于斜坡两侧部切断展神经;紧靠颞骨岩部后面切断面神经和位听神经;于延髓的两侧切断向颈静脉孔会聚的舌咽神经、迷走神经和副神经;在延髓前方切断舌下神经。

(3)将脑桥压向后方,辨认位于脑桥腹侧面上的基底动脉,它向下续于成对的椎动脉,用刀伸向椎管,于枕骨大孔水平切断脊髓和左、右椎动脉。

(4)由于小脑幕的中间部和后方的附着缘均已切断,小脑失去约束而逐渐离开颅后窝,待小脑幕从枕叶与小脑间抽出后,整个脑即可自颅腔内取出。

4. 观察硬脑膜各部及其形成物

(1)查看脑膜中动脉的入颅部位,分叉高度,前、后支的行径及体表投影。

(2)观察大脑镰、小脑幕、小脑镰、鞍膈的位置和附着部位。

(3)纵行剖开上矢状窦的全长,查看位于该窦与外侧隐窝内的蛛网膜粒。在大脑镰的下缘找到下矢状窦,沿大脑镰与小脑幕相连部切开直窦,直达窦汇。由窦汇向两侧切开横窦,再经乙状窦达颈静脉孔。

(4)切开蝶鞍两侧的海绵窦,观察窦腔内的结构。在蝶骨小翼后缘内侧端近前床突处,切开硬脑膜,找到海绵窦的前端;沿颞骨岩部上缘的岩上窦向前找到海绵窦的后端。沿动眼神经、滑车神经、展神经剪开硬脑膜,注意动眼神经、滑车神经行于海绵窦的外侧壁中,而展神经与颈内动脉则穿经海绵窦内。追踪上述各神经到眶上裂。

(5)切开行经于颞骨岩部上缘的岩上窦及行于颞骨岩部与枕骨基底部之间的岩下窦,观察上述二窦前、后端的联系。

5. 解剖颅底内面

(1)对照颅底内面,观察脑各部在颅底三窝中的位置。

(2)剖查垂体:先在蝶鞍中部找到鞍膈,可见鞍膈上有一个小孔为膈孔,是漏斗柄通过处。切开鞍膈,用镊子取出垂体,辨认垂体的前叶和后叶。

(3)观察垂体的毗邻:参阅局部解剖学教材。

(4)剖查跨越颞骨岩部上缘前端的三叉神经,沿神经切开硬脑膜,暴露三叉神经节。辨认与神经节相连的感觉根和贴附于神经节深面的运动根。找出三叉神经节前方的三大分支:眼神经和上颌神经沿海绵窦外侧壁前行,眼神经入眶上裂,上颌神经入圆孔;下颌神经则通过卵圆孔。

（5）清理颈内动脉。其经颈动脉管入颅,沿垂体窝两侧的颈动脉沟前行于海绵窦内,继而弯曲上行出海绵窦,经前床突内侧,转向后上,该部于取脑时已被切断。找出颈内动脉的分支眼动脉,追踪其入视神经管处。

（阿古·哈山　古丽娜尔·伊明）

（三）面浅部的解剖观察

1. 尸位
尸体取仰卧位。

2. 活体观察
活体观察眼、耳、口、鼻的位置及解剖特点(参阅系统解剖学教材,可自用小镜子观察或同学之间相互观察)。

3. 皮肤切口
自鼻根中点沿前正中线向下切至下颌体颏隆凸。

自鼻根中点向外经内眦、下睑缘、外眦至耳屏前缘做切口(注意切口不可过深)。

沿鼻孔和口裂周围分别做环行切口。

自下颌体颏隆凸向外沿下颌骨下缘切至下颌角再向上沿下颌支后缘切至耳垂下方。

依上述切口用齿镊提起面部皮肤一角,用刀尖小心地轻轻剥离面部皮肤并翻向两侧(注意皮片一定要薄,以免损伤位于浅筋膜内的表情肌、面神经和浅血管)。

4. 面部浅层的解剖观察
（1）表情肌的解剖观察　各表情肌位于浅筋膜内,大多起于面颅诸骨,止于面部皮肤。肌纤维菲薄、色淡,与皮下组织分界不清。睑裂、口裂周围的环行肌分别为眼轮匝肌和口轮匝肌。位于前额的纵行肌纤维为枕额肌的额腹。在口周围除环行肌外尚有与环行肌纤维交织的辐射状纤维,如提上唇肌、降口角肌等。

（2）面部血管的解剖观察　在咬肌前缘与下颌骨下缘交点处,寻认面动脉及伴行于其后外方的面静脉,向内上方追踪,可见其经口角、鼻翼外侧向上至内眦,延续为内眦血管。面动脉在面部发出分支至上、下唇和鼻翼等处。有的面动脉细小,至口角附近即终止。在颊肌浅面有与翼丛交通的属支汇入,即面深静脉,试寻找辨认。

（3）三叉神经终末支及伴行血管的解剖观察　眶下神经及血管的解剖观察:翻起眼轮匝肌的下内侧部及提上唇肌,寻找穿出眶下孔而分布于下睑、鼻翼及上唇皮肤的眶下神经及与其伴行的血管。颏神经及血管的解剖:于口角处,用手术刀切断降口角肌并向下翻开,在其深面寻认穿出颏孔而分布于唇和颏部皮肤的颏神经及与其伴行的颏血管。

（四）腮腺咬肌区的解剖观察

1. 腮腺及腮腺导管的解剖观察
在颧弓下方修洁腮腺及腮腺鞘,清除腮腺鞘表面的腮腺浅淋巴结。注意修洁腮腺时,勿损伤自其周缘穿出的神经、血管。在腮腺前缘、平颧弓下方约1 cm处,寻认经过咬肌浅面的腮腺导管,追踪其至咬肌前缘处,见其成直角折转穿颊肌处为止。沿腮腺导管的上下方查看有无副腮腺。

2. 腮腺鞘及穿经腮腺的血管神经的解剖观察

(1)腮腺鞘的解剖观察 首先观察腮腺的形态、位置,然后切开腮腺表面腺鞘的浅层,向前、上、下三个方向逐渐翻起除去,同时注意观察腮腺鞘的特点以及存在于鞘内腺表面的腮腺浅淋巴结。

(2)面神经干的解剖观察 沿面神经一条分支向腺体实质追踪,清除其浅面的腺组织,找到面神经干,然后逐一剖出其他分支,即可见面神经各支交织成丛。将部分腮腺连同腮腺管一起翻向前。继续用尖镊剔除腮腺深部的腺组织,充分显露上、下干和主干,追踪面神经至茎乳孔。于咬肌前缘附近逐一剪断面神经各分支,将面神经干及其分支翻向后。

(3)下颌后静脉、颈外动脉、耳颞神经的解剖观察 沿颞浅动、静脉向下剥离腮腺实质,显露下颌后静脉和颈外动脉,去除腮腺全部。在下颌颈高度找出颈外动脉的另一终支——上颌动脉,该动脉经下颌颈内侧至颞下窝。同时追踪、修洁穿经腮腺的耳颞神经。

(4)穿经腮腺的血管、神经的位置关系 由浅入深依次为:面神经的分支、下颌后静脉、颈外动脉及耳颞神经。

(5)自腮腺周缘穿出的神经及血管的解剖观察 找出前述从腮腺上缘穿出的颞浅血管和耳颞神经,同时追踪自腮腺上缘穿出的面神经的颞支至额肌。在颧弓和腮腺导管之间,找出并追踪自腮腺前缘浅出前行的细小的面横血管和面神经的颧支至眼轮匝肌。在腮腺前缘处,沿腮腺导管的上、下方,找出并追踪面神经颊支至颊肌、口轮匝肌和口周围辐射状肌。在腮腺前下缘,找出并追踪沿下颌骨下缘走行并跨过面血管浅面的面神经下颌缘支至降口角肌。找出在腮腺下缘穿出的下颌后静脉前支和面神经颈支,追踪前者至其与面静脉汇合处,追踪后者至颈阔肌的深面,如颈部尚未解剖应适可而止。

(五)面侧深区的解剖与观察

1. 面侧深区的解剖

凿开下颌牙槽管,显露面侧深区,用刀柄自下颌颈和下颌支后缘插入其深面,使下颌颈和下颌支与其深面的软组织分离。将刀柄向下慢慢移动至受阻时,此处即是下牙槽神经、血管穿入下颌孔处。紧靠下颌孔上方,水平锯断下颌支(锯开下颌支骨外板后,用骨剪剪断下颌支骨内板,注意勿伤及深方的血管、神经);用骨剪在翼外肌止点的下方剪断下颌颈,并逐步去掉余部下颌支内、外板的骨片,但在下颌孔、下颌管附近要注意保护血管、神经,以免损伤这些结构。在颞肌止点下方咬断冠突,将离断后游离部下颌支连同颞肌一同翻向上方;在颞肌前下部深面,找出由下颌神经发出走向前下方的颊神经;最后在下颌支和体交界处,修整骨的断端,至此可显露出深面的肌肉、神经和血管。

2. 翼丛的解剖观察

细心清除翼内、外肌表面的结缔组织,查看位于翼内、外肌浅面的翼丛及其属支。翼丛向后形成一短干,为上颌静脉,它与颞浅静脉合成下颌后静脉。注意保全位于翼外肌表面的上颌动脉主干及分支(有时上颌动脉主干走行于翼外肌的深面)。

3．翼内、外肌的解剖观察

观察翼内、外肌的位置、起止、走行。翼内肌位于面侧深区的下内侧部，起于翼窝，向外下止于下颌支和下颌角的内面；翼外肌位于面侧深区的上外侧部，起于蝶骨大翼和翼突外侧板，向后外方止于下颌颈。

4．上颌动脉及分支解剖观察

上颌动脉以翼外肌为标志分为三段。第一段为自起点至翼外肌下缘的部分，位于下颌颈的内侧，分支有下牙槽动脉和脑膜中动脉。向上追踪脑膜中动脉至翼外肌深面；向前下追踪下牙槽动脉（与同名神经伴行），可见其经翼内肌表面下行经下颌孔入下颌牙槽管；第二段为经过翼外肌表面或深面的部分，分出肌支至咀嚼肌、颊肌；第三段为进入翼腭窝的部分，终支为眶下动脉（位置较深，不必寻找）和上牙槽后动脉。后者在上颌动脉即将进入翼腭窝时发出，向前下走行，分为2～3支经上颌窦后壁入上颌牙槽管。

5．下颌神经及分支的解剖观察

（1）寻认下牙槽神经　自下颌孔处，向上追踪下牙槽神经（与同名血管伴行）至翼外肌下缘处，可见其在进入下颌孔的稍上方，尚发出细小的下颌舌骨肌神经。

（2）寻认舌神经　在下牙槽神经的前方，翼内肌表面的脂肪组织中找出舌神经，查证其经翼外肌深面下行，经该肌下缘穿出，向前下走行于翼内肌的浅面与下颌支之间，向下追踪该神经至舌骨舌肌表面。

（3）将翼外肌止点处切断，寻找耳颞神经，其有两个根，夹持脑膜中动脉起始部，向后合成一干，绕下颌颈的内后方，在腮腺实质内上行。

（4）鼓索的解剖观察　翻起翼外肌，在脑膜中动脉内侧，寻认斜向前下方并以锐角合并于舌神经的鼓索。

6．咬肌和咬肌间隙及翼下颌间隙的解剖观察

（1）修洁咬肌，清除咬肌筋膜，观察咬肌的起、止和纤维方向。

（2）锯断颧弓，显露咬肌间隙　在咬肌起点的前、后端锯断颧弓，连同咬肌边剥离边向下翻，此时应注意寻认经下颌切迹上方穿出至咬肌的神经、血管，观察后切断，然后将咬肌连同下颌支骨膜一并翻起至下颌角处。咬肌和下颌支骨膜之间的间隙，即为咬肌间隙。翼下颌间隙位于翼内肌与下颌支之间。此间隙内有下牙槽神经、下牙槽动静脉及疏松结缔组织。要注意观察此间隙及其内容。还要注意观察咬肌间隙与翼下颌间隙通过下颌切迹相交通。

（陈增保　阿不都吉里力·阿不都克力木）

四、临床联系

1．头皮创伤及撕裂伤

由于颅顶部皮肤与帽状腱膜间结合紧密，所以单纯皮肤与皮下组织层创伤不会使创口明显裂开，尚有帽状腱膜维系；如创口裂开较宽，则肯定已有帽状腱膜断裂。帽状腱膜张力较高，对于较大创口，应尽量做单独一层缝合，以保证创口对合。头皮需在很大的牵拉力和剪切应力下才会发生撕脱伤。撕下的界面是疏松的腱膜下结缔组织。如外力足够大,撕裂将扩展至眶上缘、颧弓、乳突或上项线。在颞部,头皮撕裂线可不一致,可至耳边缘,也可连同部分耳廓撕下。

2. 颅顶部浅筋膜内的血管、神经分布与临床应用

颅顶部浅筋膜内的血管、神经皆由四周集中向颅顶走行,因而颅顶部手术切口,应与血管、神经平行切开。如需做皮瓣切开时,蒂部应位于下方。颅顶皮肤的神经分布、来源不同,且互有重叠,因此应同时进行相邻的神经干阻滞,才有良好效果。

3. 垂体瘤

垂体瘤可引起垂体瘤压迫症。最常见的局部压迫症状是头痛和视觉异常。头痛的原因多为肿瘤引起的颅内压增高,可伴恶心、呕吐。垂体肿瘤向前上扩展压迫视交叉时,可出现视觉异常,如视野缺损、视力减退、视物模糊等。最典型、常见的是由于视交叉受压引起的颞侧偏盲。根据肿瘤的压迫部位,视野缺损形式各异。早期压迫症状不重,但由于营养血管被阻断、部分视神经纤维受压出现视力下降及视物模糊。晚期眼底检查可见视神经萎缩。目前治疗垂体瘤的主要手段是手术切除肿瘤。现在显微外科技术较为普及,对待可以安全经蝶或经颅入路手术的病人,一般倾向于经蝶入路手术。因为经蝶入路可更快更直接地到达垂体窝,较清晰地区分肿瘤组织和垂体腺,肿瘤切除的彻底性较高,而病人的手术风险及术中损伤视路等结构的可能性小。

脑垂体瘤的手术入路有两种。

经颅手术:垂体瘤常规经颅手术有经额下、额颞(翼点)和颞下入路,每一种入路在特殊情况下有各自的优缺点。

经蝶手术:经蝶窦入路切除垂体腺瘤为 Schloffer(1907)首先在人体手术成功,后经改进,成为目前最为广泛应用的垂体腺瘤手术方法,它包括经口-鼻-蝶窦、经鼻-蝶窦、经筛-蝶窦、经上颌窦-蝶窦入路等术式。

4. 硬膜外血肿

硬膜外血肿多因颞部外伤所致的硬脑膜动脉破裂引起(脑膜中动脉破裂最为常见),血液积聚在颅骨与硬脑膜之间。因成年颅骨不能向外扩张,血肿压迫深面脑组织,一般为急性出血,引起颅内高压,逐步发展为脑疝而危及生命。大多数病人为幕上区的出血,因而脑疝多为小脑幕切迹疝,双侧瞳孔不等大(压迫动眼神经)为小脑幕切迹疝典型的表现。

5. 上颌骨的临床解剖

上颌骨左、右各一。位居面中部,其体内的空腔为上颌窦。上颌窦开口可在鼻旁窦冠状位的 CT 片上显示。上颌窦的感染可通过此开口进行冲洗,如果遇到困难,可以用一个弯曲的穿刺针经下鼻道的外侧壁紧贴窦底直接穿刺上颌窦。上颌牙的牙根,尤其是磨牙,可以突入到相邻的上颌窦内,表面仅有上颌窦黏膜覆盖,这就容易理解为什么牙的感染容易扩散至上颌窦内。在拔牙时,覆盖在牙根表面的上颌窦黏膜可被撕破,结果在口腔和上颌窦之间形成一个瘘管,在这种情况下,病人不能鼓腮,因为空气可从口腔经瘘管进入上颌窦,进而进入鼻腔。

6. 腮腺的临床应用

腮腺鞘的浅层厚,深层薄。故当腺体化脓时,不易向浅层破溃,易穿入深部,形成咽旁脓肿或穿向颈部。又由于腮腺鞘与腺体结合紧密并发出小隔分隔腮腺实质,故腮腺感染时,可出现腮腺小叶呈独立散在的小脓灶。所以在诊断时,不能单纯靠波动感作为化脓的指征。腮腺脓肿切开引流时,应使用尖血管钳穿破脓腔,以免损伤面神经和形成腮腺瘘,还应注意通开各腮腺小叶的脓腔,以利于引流。又由于腮腺紧邻外耳道,所以腮腺脓肿常可蔓延至外耳道和中耳。相反,外耳道感染亦可扩散至腮腺。

腮腺切除术时,保护面神经是首要问题。因为面神经分支在腮腺内形成丛,所以当腮腺切除时,一般采用两种方法保护面神经:一是先寻找面神经主干;二是沿其终支向近端分离,寻其主干。前者可从外耳道下方,剥离腮腺鞘直达乳突前方显露面神经主干,再向远端分离其分支。面神经主干,在其越过茎突根部以前的一段,长约 1.5 cm,位于腮腺深面,但尚未进入腮腺,故由此分离而保护面神经分支比较彻底。后者先小心在咬肌前缘与下颌体下缘相交处辨认面血管,沿下颌体下缘并在面血管的浅面,找出面神经的下颌缘支,然后沿此支向后上深入腮腺追寻面神经主干,再分离其他分支而切除腮腺。

7. 颞下颌关节的临床应用

颞下颌关节关节盘的存在赋予颞下颌关节两种形式的运动。在下关节腔是下颌头和关节盘之间的单纯的铰链运动(即下颌骨的上提与下降),在上关节腔,在下颌前伸过程中,关节盘和下颌头一起在关节结节表面滑动。将小指放在外耳道的软骨部,作下颌骨的上提与下降运动,然后作下颌的前伸和后退运动,通过手指的触觉来体会下颌头的运动。

五、复习思考题

(一)名词解释

1. 海绵窦
2. 面部危险三角
3. 腮腺床
4. 腱膜下间隙
5. pterygoid plexus
6. 头皮
7. cavernous sinus

(二)单项选择题

1. 不穿过腮腺的结构是( )。
A. 面神经　　　　　　B. 下颌后静脉　　　　　　C. 耳颞神经
D. 颈外动脉　　　　　　E. 枕小神经
2. 面侧深区的结构不包括( )。
A. 翼内外肌　　　　　　B. 上颌动脉　　　　　　C. 下颌神经
D. 翼丛　　　　　　E. 面神经
3. 组成腮腺床的结构有( )。
A. 下颌后静脉　　　　　　　　　　　B. 颈外动脉

C. 面横血管　　　　　　　　　　　　　　D. 第 Ⅸ、Ⅹ、Ⅺ、Ⅻ 对脑神经

E. 颞浅血管及耳颞神经

4. 耳颞神经起自（　　　）。

A. 颈丛　　　　　　　B. 耳大神经　　　　　　　　C. 面神经

D. 下颌神经　　　　　E. 上颌神经

5. 关于头皮,以下说法正确的是?（　　　）

A. 由 4 层组成　　　　　　　　　　　　B. 外伤出血易止血

C. 皮下组织结构疏松　　　　　　　　　D. 由皮肤、皮下组织和帽状腱膜构成

E. 头皮撕脱伤皮肤易沿皮下组织分离

6. 从后向前横行穿过腮腺的结构是（　　　）。

A. 上颌神经　　　　　　B. 耳颞神经　　　　　　　C. 腮腺管

D. 下牙槽神经　　　　　E. 面神经

7. 纵行穿过腮腺的结构有（　　　）。

A. 颈内静脉与动脉　　　　　　　　　　B. 颈外静脉与动脉

C. 颈内动脉与迷走神经　　　　　　　　D. 面神经与颈外动脉

E. 下颌后静脉与颈外动脉

8. 穿过卵圆孔的神经是（　　　）。

A. 视神经　　　　　　　B. 动眼神经　　　　　　　C. 下颌神经

D. 展神经　　　　　　　E. 三叉神经

9. The artery which belongs to the branch of external carotid artery is （　　　）.

A. thyrocervical trunk　　　　　　　　B. vertebral artery

C. anterior cerebral artery　　　　　　D. transverse cervical artery

E. facial artery

10. One of the following nerves passes through the cavernous sinus and closely accompanies with the internal carotid artery （　　　）.

A. oculomotor nerve　　　　　　　　　B. mandibular nerve

C. abducent nerve　　　　　　　　　　D. facial nerve

E. vagus nerve

11. 头皮撕脱伤多发生在哪一层?（　　　）

A. 皮肤　　　　　　　B. 皮下组织　　　　　　　C. 帽状腱膜

D. 腱膜下疏松结缔组织　　　E. 颅骨外膜

12. 颞区外伤时,急性硬膜外血肿常见损伤的血管是（　　　）。

A. 大脑前动脉　　　　　　B. 板障血管　　　　　　　C. 脑膜中动脉

D. 大脑中动脉　　　　　　E. 以上都不是

13. 颅后窝骨折可能出现（　　　）。

A. 眼球完全固定　　　　　　　　　　　B. 双瞳孔缩小

C. 外耳道出血,流脑脊液　　　　　　　D. 眼球青紫或球结膜下出血

E. 以上都不是

14. 颅顶区损伤出血时,止血方法应是( )。

A. 结扎前组动脉
B. 结扎双侧组动脉

C. 结扎后组动脉
D. 结扎前、后组及单侧组动脉

E. 仅压迫损伤部位周围

15. 垂体瘤压迫视交叉中间部交叉的纤维,外侧部不交叉的纤维仍健全时,所产生的症状是( )。

A. 左眼颞侧半偏盲,右眼鼻侧半偏盲
B. 双眼视野鼻侧偏盲

C. 右眼颞侧半偏盲,左眼鼻侧半偏盲
D. 双眼视野颞侧偏盲

E. 以上都不是

16. 垂体前叶肿大时,最可能受压的是( )。

A. 眼神经
B. 动眼神经
C. 颈内动脉

D. 视交叉
E. 眼动脉

17. 颈内动脉瘤发生在海绵窦段时,最先压迫( )。

A. 动眼神经
B. 滑车神经
C. 眼神经

D. 上颌神经
E. 展神经

18. 关于面部浅静脉的叙述,下列哪项是正确的?( )

A. 全部注入面总静脉

B. 不注入颈外静脉

C. 通过面深静脉与翼丛相交通

D. 由于多有静脉瓣,血液不能逆流入颅

E. 以上都不是

19. 关于腮腺鞘的叙述,下列哪项是正确的?( )

A. 又称咬肌筋膜

B. 由颈浅筋膜向上延续形成

C. 分深、浅两层,在腮腺后缘融合

D. 深层厚而致密

E. 化脓性感染时多呈小叶性脓肿(因腺鞘特别致密)

20. 关于腮腺的叙述,下列哪项是正确的?( )

A. 腮腺炎时常有剧痛是因为腮腺鞘的伸展性小

B. 腮腺鞘的深层特别致密而完整

C. 面神经在腺的深面通过

D. 穿经腮腺深面的下颌后静脉可作为寻找腮腺导管的标志

E. 以上都不是

21. 咀嚼肌神经损伤后,同侧咀嚼肌瘫痪和萎缩,张口时下颌偏斜,这是由于( )。

A. 对侧颞肌收缩
B. 对侧咬肌收缩

C. 对侧颊肌收缩
D. 对侧翼外肌收缩

E. 对侧翼外肌和翼内肌同时收缩

22. 鼻腔黏膜感染沿嗅神经扩散至脑膜的穿经途径是( )。

A. 半月裂孔   B. 筛骨的筛板

C. 筛前孔和筛后孔   D. 蝶腭孔

E. 以上都不是

23. 上颌窦肿瘤经该窦内侧壁扩散,最可能导致的症状是（   ）。

A. 上颌磨牙痛   B. 复视   C. 面部肿胀

D. 泪溢   E. 以上都不是

24. 关于颅底骨折的叙述,下列哪项是错误的?（   ）

A. 蝶骨体骨折可引起颅内动静脉瘘

B. 伤及脑膜和蝶窦黏膜可造成鼻出血或脑脊液外溢

C. 颅底骨折因部位深且软组织多,故临床上无开放性骨折

D. 颞骨锥体部骨折可发生面神经麻痹和失听

E. 鼓室盖骨折可有血液或脑脊液流入中耳经咽鼓管流入口内,若鼓膜同时被撕破,血或脑脊液可自外耳道流出

25. 关于腱膜下疏松组织的叙述,下列哪项是错误的?（   ）

A. 为一层蜂窝组织   B. 头皮撕脱自此层分离

C. 血肿或脓肿可蔓延全颅顶   D. 导血管不与板障静脉相连

E. 被称为颅顶"危险区"

26. 关于颅顶的叙述,下列哪项是错误的?（   ）

A. 由浅入深分为皮肤、浅筋膜、帽状腱膜、腱膜下疏松结缔组织和颅骨外膜等 5 层

B. 头皮缝合时,帽状腱膜可缝可不缝,但皮肤层一定要缝好

C. 皮肤、浅筋膜创伤时易大量出血,常须缝合止血

D. 帽状腱膜前连额肌,后连枕肌,两侧续于颞筋膜浅层

E. 头皮裂伤若伤及腱膜则创口明显

27. 关于颅顶腱膜下间隙的叙述,下列哪项是错误的?（   ）

A. 它是头皮与颅骨外膜之间的薄层疏松结缔组织,称为腱膜下间隙

B. 此隙前至眶上缘,后达上项线

C. 头皮撕脱伤多沿此层分离

D. 此隙发生感染时,可经隙内导血管向颅内扩散

E. 腱膜下间隙血肿与颅骨骨膜下血肿难以鉴别,因二者均弥散到整个颅顶并均有波动感

28. During an intramural baseball game a player is hit in the side of the head, between the eye and the ear. He immediately loses consciousness, wakes up momentarily and then becomes comatose. He is rushed to the ER and is immediately given a CT scan. The scan shows a skull fracture and an accumulation of blood between the dura and the cranial bone on the side of his head, compressing his cerebrum. He is rushed to surgery where a hole is bored into his skull to relieve the pressure. After a few tense hours, he regains consciousness and has an uneventful recovery. The hemorrhage from the fracture would be described as（   ）.

A. epidural   B. intracerebral   C. subaponeurotic

D. subarachnoid   E. subdural

29. 关于海绵窦的叙述,下列哪项是错误的?(　　)

A. 位于蝶鞍的两侧,前达眶上裂内侧部,后至颞骨岩部的尖端

B. 因在垂体的前、后有海绵间窦相通,故一侧感染可蔓延至对侧

C. 窦内有颈内动脉、动眼神经、滑车神经和展神经通过

D. 前端与眼静脉相通,此外与翼丛、面静脉、鼻腔等静脉亦相通,故面部感染可导致海绵窦炎和血栓

E. 后端分别有岩上窦和岩下窦,前者注入颈内静脉,后者注入横窦或乙状窦

30. 关于面肌的描述,下列哪项是正确的?(　　)

A. 面肌属于皮肌,起自皮肤或浅筋膜

B. 包括眼轮匝肌、口轮匝肌和咬肌等

C. 主要集中在眼裂、口裂和鼻孔的周围,全部为环状的轮匝肌

D. 由面神经支配,面神经受损时,可引起面瘫

E. 由三叉神经支配,三叉神经受损时,可引起面瘫

31. 关于面动脉的描述,下列哪项是正确的?(　　)

A. 于下颌下三角内起自颈外动脉   B. 在咬肌止点后缘处,出现于面部

C. 至内眦处改称为内眦动脉   D. 在面部走行于面肌的浅面

E. 前方有面静脉伴行

32. 关于面静脉的描述,下列哪项是正确的?(　　)

A. 在面部伴行于面动脉的前方

B. 在下颌角的下方,与下颌后静脉的后支汇合

C. 穿深筋膜,注入颈外静脉

D. 经眼静脉与海绵窦相交通

E. 通常无瓣膜

33. 关于三叉神经的描述,下列哪项是正确的?(　　)

A. 为感觉性神经

B. 发出眼神经、上颌神经和下颌神经3大分支

C. 仅支配面部浅层结构

D. 眶下神经为眼神经的分支

E. 颊神经为上颌神经的分支

34. 关于面神经的描述,下列哪项是正确的?(　　)

A. 自茎乳孔出颅立即分为五组分支

B. 在腮腺深部形成面神经丛

C. 分颞、颧、颊、下颌缘和颈支5组分支穿出腮腺的前缘

D. 支配面肌和颈阔肌

E. 除支配面肌外,还支配舌肌

35. 关于腮腺的描述,下列哪项是正确的?(　　)

A. 分为浅、峡、深3部

B. 颈深筋膜深层向上的延续,在腮腺后缘分为深、浅两层,包绕腮腺形成腮腺鞘

C. 腮腺鞘向前延续为咬肌筋膜

D. 其深部前缘发出腮腺管

E. 腮腺管于咬肌深面开口于与上颌第2磨牙相对处的颊黏膜上

36. 关于腮腺管的描述,下列哪项是正确的?(   )

A. 自腮腺前缘发出,位置不恒定

B. 在颧弓上约一横指处,向前横行

C. 在颧弓下约一横指处,向前横行

D. 开口于上颌第1磨牙相对的颊黏膜上

E. 开口于下颌第1磨牙相对的颊黏膜上

37. 纵行穿经腮腺的结构是(   )。

A. 上颌动脉   B. 面神经及其分支

C. 下颌后静脉   D. 颈外静脉

E. 颈内动脉

38. 横行穿经腮腺的结构是(   )。

A. 上颌动、静脉   B. 颈外动脉   C. 颞浅动、静脉

D. 下颌后静脉   E. 耳颞神经

39. 下颌后静脉由(   )。

A. 面静脉与上颌静脉汇合而成   B. 面静脉与耳后静脉汇合而成

C. 颞浅静脉与耳后静脉汇合而成   D. 颞浅静脉与面静脉汇合而成

E. 上颌静脉与颞浅静脉汇合而成

40. 属于面侧深区的结构是(   )。

A. 翼内肌和翼外肌   B. 咬肌

C. 颈内动脉   D. 颈外动脉

E. 下颌后静脉

41. 翼静脉丛位于(   )。

A. 颞窝   B. 颞下窝   C. 翼腭窝

D. 咬肌深面   E. 翼内肌深面

42. 关于上颌动脉的描述,下列哪项是正确的?(   )

A. 以翼内肌为标志可分为3段   B. 脑膜中动脉发自上颌动脉第1段

C. 眶下动脉发自上颌动脉第1段   D. 上牙槽后动脉发自上颌动脉第2段

E. 下牙槽动脉发自上颌动脉第3段

43. 关于咬肌间隙的描述,下列哪项是正确的?(   )

A. 位于翼外肌与下颌支之间

B. 位于翼内肌与下颌支之间

C. 位于咬肌深部与下颌支上部之间

D. 间隙内有下牙槽动、静脉及下牙槽神经

E. 与翼下颌间隙不相交通

44. 关于翼下颌间隙的描述,下列哪项是正确的?（　　　）

A. 位于翼外肌与下颌支之间

B. 位于翼内肌与下颌支之间

C. 与咬肌间隙并不交通

D. 此间隙有舌下神经、下牙槽神经等结构通过

E. 此间隙有舌下神经、下牙槽动脉等结构通过

45. "头皮"是指（　　　）。

A. 头部的皮肤

B. 额顶枕区的皮肤

C. 额顶枕区的皮肤和浅筋膜两层

D. 额顶枕区的皮肤、浅筋膜和帽状腱膜三层

E. 额顶枕区的皮肤、浅筋膜、帽状腱膜和腱膜下隙四层

46. 关于帽状腱膜的描述,下列哪项是正确的?（　　　）

A. 是颅顶软组织的第 4 层

B. 由疏松结缔组织构成

C. 与浅层的结构连接疏松

D. 是连接枕额肌的额腹和枕腹之间的腱膜

E. 属于颞筋膜

47. 属于颅顶浅筋膜前组的血管或神经是（　　　）。

A. 枕动脉　　　　　　　B. 枕大神经　　　　　　　C. 眶上动脉

D. 颞浅动、静脉　　　　E. 耳颞神经

48. 属于颅顶浅筋膜后组的血管或神经是（　　　）。

A. 枕小神经　　　　　　B. 枕大神经　　　　　　　C. 耳颞神经

D. 颞浅动、静脉　　　　E. 耳后动、静脉

49. 属于颅顶浅筋膜外侧组的血管或神经是（　　　）。

A. 枕动脉　　　　　　　B. 枕大神经　　　　　　　C. 眶上神经

D. 滑车上神经　　　　　E. 耳后动、静脉

50. 颅顶的"危险区"指的是（　　　）。

A. 皮肤　　　　　　　　B. 浅筋膜　　　　　　　　C. 帽状腱膜

D. 腱膜下疏松结缔组织　E. 颅骨外膜

51. 额顶枕区血管、神经位于（　　　）。

A. 枕额肌的深面　　　　　　　　　　B. 帽状腱膜的深面

C. 腱膜下疏松结缔组织内　　　　　　D. 颅骨外膜的深面

E. 浅筋膜内

52. 关于颞区神经的描述,下列哪项是正确的?（　　　）

A. 耳颞神经分布于皮肤,并与颞浅血管伴行

B. 面神经颞支支配颞肌

C. 耳大神经与颞浅血管伴行分布于皮肤

D. 上颌神经分支支配颞肌

E. 枕小神经支配颞肌

53. 穿经海绵窦的血管、神经有（　　）。

A. 颈内动脉和动眼神经　　　　　　　B. 颈内动脉和滑车神经

C. 颈内动脉和展神经　　　　　　　　D. 颈外动脉和展神经

E. 颈外动脉和眼神经

54. 穿经海绵窦外侧壁的神经,自上到下依次为（　　）。

A. 第Ⅲ、Ⅳ、Ⅴ、Ⅵ对脑神经

B. 第Ⅳ、Ⅴ、Ⅵ对脑神经

C. 第Ⅲ、Ⅳ对脑神经,眼神经和上颌神经

D. 第Ⅲ对脑神经,眼神经和上颌神经

E. 第Ⅳ对脑神经,眼神经和上颌神经

55. 穿经海绵窦和眶上裂,支配眼球外肌的神经有（　　）。

A. 第Ⅲ、Ⅳ、Ⅴ对脑神经　　　　　　B. 第Ⅲ、Ⅳ、Ⅵ对脑神经

C. 第Ⅲ、Ⅴ、Ⅵ对脑神经　　　　　　D. 第Ⅳ、Ⅴ、Ⅵ对脑神经

E. 第Ⅲ、Ⅳ对脑神经和眼神经

56. 垂体窝的底仅隔一薄层骨壁与下列哪个结构相邻?（　　）

A. 上颌窦　　　　　B. 上鼻道　　　　　C. 蝶筛隐窝

D. 蝶窦　　　　　　E. 海绵窦

57. 关于垂体的毗邻,下列哪项是正确的?（　　）

A. 前方有鞍背　　　B. 后面为鞍结节　　C. 两侧为蝶窦

D. 下方紧邻鼻腔　　E. 前上方为视交叉

58. 通过棘孔的动脉是（　　）。

A. 上颌动脉　　　　B. 面动脉　　　　　C. 枕动脉

D. 耳后动脉　　　　E. 脑膜中动脉

59. 通过内耳道,出茎乳孔的神经是（　　）。

A. 动眼神经　B. 动眼神经　C. 展神经　D. 面神经　E. 副神经

60. 不属于三叉神经感觉支的神经是（　　）。

A. 眶上神经　B. 眶下神经　C. 上颌神经　D. 下颌神经　E. 颏神经

61. 不属于面神经分支的神经是（　　）。

A. 颞支　　B. 鼓索　　C. 颊神经　　D. 下颌缘支　E. 颈支

62. 不参与"腮腺床"构成的结构是（　　）。

A. 茎突及茎突诸肌　　　　　　　　　B. 第Ⅸ、Ⅹ、Ⅺ、Ⅻ对脑神经

C. 面动脉　　　　　　　　　　　　　D. 颈内动脉

E. 颈内静脉

63. 不属于腮腺咬肌区的结构是（　　）。

A. 面神经及其分支　　　　　　　　　B. 面横动、静脉

C. 下颌后静脉   D. 上颌动、静脉

E. 面动、静脉

64. 由腮腺上缘和前缘穿出的结构不包括(　　)。

A. 面神经颞支   B. 面神经颊支   C. 面横动脉

D. 下颌神经的舌神经   E. 腮腺管

65. 不属于面侧深区的结构是(　　)。

A. 翼内、外肌   B. 上颌动脉   C. 下颌神经

D. 面神经   E. 翼静脉丛

66. 关于翼静脉丛的描述,下列哪项是错误的?(　　)

A. 位于颞下窝

B. 位于颞肌和翼内、外肌之间

C. 最后合成面静脉

D. 经卵圆孔静脉丛和破裂孔导血管与海绵窦相交通

E. 收纳与上颌动脉分支伴行的静脉

67. 不属于颅顶浅筋膜前组的血管或神经的是(　　)。

A. 滑车上动脉   B. 滑车上神经   C. 眶上动脉

D. 眶上神经   E. 耳颞神经

68. 不属于颅顶浅筋膜外侧组的血管或神经的是(　　)。

A. 枕大神经   B. 枕小神经   C. 耳颞神经

D. 颞浅动、静脉   E. 耳后动、静脉

69. 不属于上颌动脉分支的血管是(　　)。

A. 脑膜中动脉   B. 下牙槽动脉   C. 上牙槽后动脉

D. 颞浅动脉   E. 眶下动脉

70. 关于垂体病变的描述,下列哪项是错误的?(　　)

A. 垂体前叶的肿瘤可压迫视交叉,出现视野缺损

B. 垂体病变时,可向下压迫垂体窝使之加深

C. 垂体病变时,向后可压迫鞍背,甚至出现骨质破坏

D. 垂体病变时,一般不累及鞍结节

E. 垂体肿瘤向两侧扩展时,可压迫海绵窦

(陈增保　阿古·哈山)

第二章
颈 部

一、学习要求

(1) 熟悉颈部的主要体表标志和重要结构的体表投影。

(2) 掌握颈筋膜的层次特点及临床意义。

(3) 掌握肌三角的构成,甲状腺的形态位置、毗邻及临床意义。

(4) 掌握气管颈部的位置、构造和毗邻及临床意义。

(5) 掌握颈动脉三角的构成和主要结构及临床意义。

(6) 熟悉胸锁乳突肌区、颈外侧区的境界和主要结构的毗邻及临床意义。

(7) 掌握颈根部的概念及主要结构的毗邻及临床意义。

(8) 掌握颈部淋巴结的配布、重要淋巴结的位置特点及临床意义。

二、概述

颈部位于头、胸、上肢之间,分为固有颈部和项部。两侧斜方肌前缘之间和脊柱前方部分称为固有颈部;两侧斜方肌前缘之后和脊柱后方的部分称为项部。固有颈部分为颈前区、胸锁乳突肌区、颈外侧区。

颈部的结构,前方正中有呼吸道和消化道的颈段;后部正中有脊柱的颈段;两侧有纵行的血管和神经;颈根部除有横行的血管神经束外,还有胸膜顶和肺尖由胸腔突入。颈部的肌肉分为颈浅肌群,舌骨上、下肌群和颈深肌群,可使头颈灵活运动,并参与呼吸、吞咽和发育等。颈部各结构之间有结缔组织填充,形成各种筋膜鞘和筋膜间隙。颈部淋巴结丰富,多沿血管神经排列,肿瘤转移时易受累。

三、解剖方法及观察

(一) 解剖颈前区

1. 尸位

尸体取仰卧位,肩与背上部垫高(或将头拉向解剖台边),使头尽量后仰。

2. 摸认体表标志(活体触摸)

解剖前可触摸辨认以下体表标志:下颌骨下缘、下颌角、乳突、舌骨、甲状软骨和喉结(男尸)、胸骨颈静脉切迹、锁骨、肩峰等。

3. 皮肤切口及翻皮

沿颈前正中从颏部至胸骨柄上缘做一个纵行切口；自正中切口上端沿下颌骨下缘向两侧至乳突做一个横行切口；自正中切口下端沿锁骨向外至肩峰做一个横行切口；自中线将皮肤剥离翻向外侧，显露颈阔肌。

4. 解剖浅层结构

（1）解剖颈阔肌　观察颈阔肌的起止点和肌纤维走向后，横断该肌中部，并将断端向上、下翻起。此肌深面有颈丛皮支、面神经的颈支和下颌缘支、颈部的浅静脉和浅淋巴结，注意勿损伤这些结构。

（2）解剖浅静脉和颈丛皮支　在颈部正中线两侧浅筋膜内寻找颈前静脉，向下追至其穿入深筋膜处。沿途可见颈前淋巴结，观察后清除。确定下颌角后，于其后下方沿胸锁乳突肌表面剖出颈外静脉。此静脉下端在锁骨上方穿入深筋膜。沿该静脉向下剖查可发现颈外侧浅淋巴结，观察后清除。从胸锁乳突肌后缘中点处向前、向上、向下清理颈丛皮支，修洁在胸锁乳突肌表面上行至耳廓、腮腺区的耳大神经及沿该肌后缘深面向后至枕区的枕小神经。在胸锁乳突肌中份表面寻找颈横神经，向下于锁骨内侧端、中份和外侧端处寻找锁骨上神经的 3 个分支。保留上述结构，清除浅筋膜。观察颈深筋膜浅层（封套筋膜）的配布及其与胸锁乳突肌、斜方肌和下颌下腺的关系。

5. 解剖舌骨上区

辨认颏下三角的境界后，清除该三角内的深筋膜和颏下淋巴结，显露两侧的二腹肌前腹及深面的下颌舌骨肌，在颏下三角的后方清除局部深筋膜浅层并确认下颌三角的境界。首先切开下颌下腺鞘，清除邻近的下颌下淋巴结，观察下颌下腺的位置及毗邻结构。下颌下腺表面有面静脉，与下颌骨之间有面动脉，追踪该动脉可见其绕下颌骨下缘至面部。

将下颌下腺翻起后修洁二腹肌后腹和茎突舌骨肌，切断二腹肌前腹在下颌骨上的附着点，向下翻转后修洁深面的下颌舌骨肌，此时应注意该肌表面前行的舌下神经。

6. 解剖舌骨下区

（1）清除舌骨下区深筋膜浅层　修洁舌骨下肌群和胸锁乳突肌表面。注意在胸骨柄上方的胸骨上间隙内寻找由左、右颈前静脉连接而成的颈静脉弓。修洁后，查看肌三角和颈动脉三角的边界。

（2）切断胸锁乳突肌、剖出颈袢分支　于胸锁乳突肌在胸骨柄和锁骨内侧端的起点处切断该肌并向上翻起。然后在胸锁乳突肌深面，舌骨下肌群外侧的深筋膜中剖出颈袢至舌骨下肌群各肌的分支。

（3）解剖甲状腺和颈部器官　在胸骨柄上缘切断胸骨舌骨肌，向上翻起。修洁深层的胸骨甲状肌和甲状舌骨肌后，切断胸骨甲状肌下端并翻起，暴露甲状腺和邻近的颈部器官。此时可观察颈深筋膜中层（气管前层）包裹甲状腺形成的甲状腺鞘。切开甲状腺鞘观察甲状腺侧叶、峡和锥状叶。于甲状腺侧叶上极附近剖出甲状腺上动、静脉及伴行的喉上神经外支。在舌骨大角处剖出喉上动脉和在其上方伴行的喉上神经内支。剖出甲状腺中静脉后，在甲状腺侧叶的外侧缘切断该静脉。此时可将甲状腺侧叶向内翻起，于下极处寻认甲状腺下动脉。剖出该动脉后可追至甲状颈干的发起处。在气管食管沟内找寻喉返神经,注意观察该神经与甲状腺下动脉的交叉关系。

（4）解剖甲状旁腺 清除甲状腺鞘后于甲状腺侧叶后面上、下部腺实质或结缔组织中寻认上、下甲状旁腺。

（二）解剖胸锁乳突肌区

1. 解剖颈动脉三角

剖出颈外动脉的起始部后向上依次寻找甲状腺上动脉、舌动脉和面动脉。在颈外动脉和颈内动脉的浅面剖查舌下神经,可向前上经二腹肌后腹深面追至下颌下三角。

2. 解剖颈动脉鞘浅面结构

沿颈动脉鞘找寻颈深淋巴结群。以肩胛舌骨肌中间腱为界可将该群淋巴结分为上、下两组。在颈动脉鞘前壁附近找寻并追踪颈袢的上、下两根。观察来自颈1神经前支的颈袢上根与舌下神经的关系和来自颈2、颈3神经前支的颈袢下根与颈袢上根的关系。

3. 解剖颈动脉鞘内结构

纵向切开颈动脉鞘,探查鞘内结构。观察颈内动脉、颈内静脉和迷走神经的位置关系。修洁颈总动脉后向上分别修洁颈内、外动脉,观察颈内、外动脉的相互位置关系。辨认颈总动脉末端和颈内动脉起始处的颈动脉窦,在颈内、外动脉分支处的后方,寻认颈动脉小球以及至小球和窦的神经分支(颈动脉窦支)。观察颈内静脉的各属支(面总静脉,舌静脉,甲状腺上、中静脉)后,分别清除。将颈内静脉,颈总、颈外动脉分别向两侧拉开,在二者深面找寻迷走神经干。在甲状腺旁找到喉上神经后可追至迷走神经发出处。

4. 剖查颈交感干

于颈动脉鞘的后方,迷走神经内侧找寻颈交感干。沿颈交感干向上、下清理,可剖出颈上、中神经节。颈上神经节呈梭形,较大,易辨认,颈中神经节则不明显。

（三）解剖颈外侧区

1. 确认颈外侧区境界

将胸锁乳突肌复位,观察颈外侧区境界、枕三角与锁骨上三角的境界,二者以肩胛舌骨肌下腹为界。

2. 解剖副神经

在枕三角内清除封套筋膜,注意观察其深面的副神经。该神经由胸锁乳突肌后缘上、中1/3交界处(一般在颈丛皮支穿出点上方)斜向外下,至斜方肌前缘中、下1/3交界处入斜方肌深面。修洁副神经,并找出沿副神经周围排列的副神经淋巴结。另外,在副神经下方约一指处有第3、4颈神经前支与副神经并行,进入斜方肌深面。

3. 解剖颈丛

将颈内静脉和颈总动脉拉向内侧,找出颈丛各根及颈丛分支。颈丛深面为肩胛提肌和中斜角肌,颈丛下方为前斜角肌。追踪颈丛发出的膈神经,该神经从前斜角肌上份的外侧缘穿出,向下沿前斜角肌表面下降入胸腔。

4. 解剖臂丛和锁骨下动、静脉

在前斜角肌外侧剖出臂丛的上、中、下干,沿 3 干向内,追踪臂丛的 5 个根(颈 5～胸 1 的前支),臂丛向外下斜经锁骨上三角深部和锁骨后方延入腋窝。锁骨下动脉经臂丛前下方向外穿出斜角肌间隙,在下干的前方是其第 3 段,经锁骨后方进入腋窝。清理锁骨下动脉第 3 段前方的锁骨下静脉,该静脉沿前斜角肌前方向内与颈内静脉汇合成静脉角,末端收集颈外静脉。

(四) 解剖颈根部

1. 截除锁骨

先断离胸锁关节,再在锁骨中、外 1/3 交界处锯断锁骨,摘除断离的锁骨时,须紧贴其后面分离锁骨下肌,以保护深部的血管和神经。

2. 解剖静脉角与右淋巴导管

颈内静脉与锁骨下静脉汇合形成静脉角。在左静脉角或颈内静脉末端仔细寻认胸导管,它横过颈动脉鞘后方,再转向前下,跨越左锁骨下动脉前方注入静脉角,其形状类似小静脉,壁薄呈串珠状,直径为 3 mm。在右静脉角处仔细寻认右淋巴导管,其长度仅约 1 cm,但有时缺如。寻找两导管时,注意辨认同侧的颈干、锁骨下干和支气管纵隔干。

3. 追踪膈神经和迷走神经

在锁骨下静脉后方、前斜角肌表面复查膈神经。切开颈动脉鞘,修洁颈内静脉和颈总动脉并向下追踪两者之间的迷走神经。右迷走神经经颈内静脉后方,锁骨下动脉第 1 段前方进入胸腔,并发出右喉返神经勾绕锁骨下动脉走向后上,进入气管食管旁沟。左迷走神经经左颈总动脉和左锁骨下动脉之间进入胸腔,并于两动脉间复查胸导管,经颈动脉鞘后方向内下追踪至出胸廓上口为止。

4. 解剖颈内静脉

仔细清理并观察该静脉的毗邻关系:前方为锁骨,两者间有锁骨下肌相隔;下方紧贴第 1 肋骨;后方为前斜角肌下端、膈神经、胸膜顶及后上方的锁骨下动脉和臂丛。向内追踪至胸膜顶前方,观察其与锁骨下静脉形成静脉角的情况。

5. 解剖锁骨下动脉及臂丛

修洁斜角肌间隙,观察前、中斜角肌并显露经过斜角肌间隙的锁骨下动脉和臂丛。

(1)前斜角肌内侧 修洁锁骨下动脉第 1 段及其分支,该段动脉的前方右侧有右迷走神经,左侧有左膈神经下行入胸腔,前下方还有锁骨下静脉与其伴行,后方为胸膜顶。在该段动脉的上壁,由内向外依次寻找椎动脉和甲状颈干,在下壁与椎动脉起点相对处找出胸廓内动脉,并在动脉后方寻找由其后壁发出的肋颈干。自甲状颈干向上追寻甲状腺下动脉,向外侧追寻颈横动脉和肩胛上动脉,沿颈横动脉周围,注意寻认锁骨上淋巴结。

(2)前斜角肌外侧 修洁锁骨下动脉第 3 段,有时此段可发出颈横动脉或肩胛上动脉,注意臂丛的下干位于该段动脉的后方。

(3)斜角肌间隙及通过的结构 首先清理被前斜角肌覆盖的锁骨下动脉第 2 段,观察前、中斜角肌及斜角肌间隙,并在锁骨下动脉第 2～3 段的外上方修洁组成臂丛的各条神经根和上、中、下干以及各干分成的前、后股,如腋腔结构已解剖,则可沿各干向腋腔方向追寻和辨认臂丛组成的完整情况。然后,进一步由臂丛的上干或上干的后股追寻肩胛上神经,由第5颈神经根追寻肩胛背神经,该神经穿中斜角肌到颈外侧区。以上2神经因向后分布至肩背部,故待肩背部解剖时再继续追寻。此外,沿臂丛和中斜角肌之间寻找来自第5、6、7颈神经根的胸长神经,该神经由第1肋外侧跨越前锯肌上缘进入腋腔。

6. 解剖胸膜顶

在锁骨下动脉后方探查胸膜顶。沿颈交感干向下追踪至胸膜顶后方,寻认颈下神经节。

7. 解剖椎动脉三角

首先观察三角的范围:内侧界为颈长肌外侧缘,外侧界为前斜角肌内侧缘,下界为锁骨下动脉第1段,后壁为第7颈椎横突、第1肋颈和第8颈神经前支。再查认三角内的结构,如椎动脉、椎静脉和甲状腺下动脉等。

四、临床联系

(1)甲状腺肿大时,如向后内侧压迫喉与气管,可出现呼吸、吞咽困难及声音嘶哑;如向后外侧压迫颈交感干,可出现 Horner 综合征,表现为瞳孔缩小、眼球内陷、上睑下垂及患侧面部无汗等。

(2)甲状腺癌和甲状腺功能亢进的病人作甲状腺大部分切除术。

①依次经过皮肤、浅筋膜(颈阔肌)、颈深筋膜浅层、舌骨下肌群(胸骨舌骨肌、胸骨甲状肌)、颈深筋膜中层(气管前筋膜)即暴露甲状腺。

②结扎甲状腺上动脉时要紧贴甲状腺上极结扎,以免损伤喉上神经外支影响发音;结扎甲状腺下动脉时要远离甲状腺下端,以免损伤喉返神经而导致声音嘶哑。

③作甲状腺大部分切除术时要保护好甲状旁腺。

(3)甲状腺手术的切口及入路。

①颈前弧形切口:称为 Kocher 切口,是最常用的甲状腺手术切口。适用于绝大多数的甲状腺良性疾病及甲状腺癌中央区淋巴结清扫的手术。具体方法是在胸骨切迹上方1～2 cm沿皮纹方向做衣领状与皮纹平行的弧形切口。

②长低位弧形切口:在距胸骨切迹上约1.0 cm处按皮纹方向做低弧形切口,自健侧胸锁乳突肌前缘至患侧胸锁乳突肌外缘(单侧癌)或自一侧斜方肌前缘至另一侧斜方肌前缘(双侧癌)。该切口的优点是能满足同时进行两侧颈淋巴结清扫术,可避免术后瘢痕挛缩。其缺点是上方显露不够充分,手术操作难度大。

(4)Virchow 淋巴结,为颈外侧下深中重要的一组淋巴结,位于左侧颈根部静脉角处。临床检查时,可在胸锁乳突肌后缘和锁骨上缘的交角处触到肿大的淋巴结。当食管下部癌或胃癌转移时,常可累及该淋巴结。由于胸导管颈段在胸膜顶处形成弯弓称为胸导管颈弓,其弓的体表投影可高出锁骨上方3 cm左右,因此,临床上作颈部淋巴结活检,千万要小心别误伤胸导管。

(5)成人气管颈段有7～11个气管软骨环,其中7～9环占70%左右,甲状腺峡部下缘紧邻之软骨最低位者为第6环,而高位的头臂干等大血管在中线处可达7～8环之间平面,临床上作气管切开术宜在 3～5 环处进行。不宜在颈部作低位气管切开,断峡后在峡部位置行气管切开是最佳的选择。

(6) 锁骨下静脉是腋静脉的延续,呈轻度向上的弓形,长 3～4 cm,直径 1～2 cm,由第 1 肋外缘行至胸锁关节的后方,在此与颈内静脉合成头臂静脉。作锁骨下静脉穿刺术入路有锁骨上和锁骨下两种。作锁骨上入路宜在右侧进行,穿刺点选在胸锁乳突肌锁骨头的外侧缘与锁骨上缘相交角尖部向外 0.5～1 cm 处,穿刺方向始终要朝向胸锁关节,不可指向后下方,以免误伤胸膜及肺。作锁骨下入路宜在右侧锁骨中点下方内侧 1～2 cm 处作穿刺点,针头与胸壁平面角度呈 15°,针尖不宜向上向后,以免伤及胸膜。

五、复习思考题

(一) 名词解释

1. 颈动脉结节
2. 神经点
3. 颈动脉窦
4. 甲状腺悬韧带
5. 甲状腺囊鞘间隙
6. 椎动脉三角
7. 斜角肌间隙
8. jugular venous arch
9. virchow lymph node
10. cupula of pleura
11. laryngeal prominence
12. submental triangle
13. prevertebral space
14. carotid glomus
15. carotid sheath

(二) 单项选择题

1. 舌骨大角(　　)。
A. 是寻找舌动脉的标志　　　　　　　　B. 是寻找甲状腺上动脉的标志
C. 是寻找舌下神经的标志　　　　　　　D. 是寻找舌神经的标志
E. 是寻找舌咽神经的标志

2. 固有颈部是指(　　)。
A. 两侧斜方肌后缘之间与脊柱颈段前方的区域
B. 两侧斜方肌前缘之间与脊柱颈段前方的区域
C. 两侧胸锁乳突肌后缘之间与脊柱颈段前方的区域
D. 两侧斜方肌前缘之间与脊柱颈段后方的区域

E. 两侧胸锁乳突肌前缘之间与脊柱颈段前方的区域

3. 二腹肌后腹(　　)。

A. 是颈动脉三角和颏下三角的分界标志

B. 是颈动脉三角和下颌下三角的分界标志

C. 其浅面有枕小神经,下颌后静脉和面神经颈支

D. 其上缘有耳后动脉,舌下神经和舌咽神经

E. 其下缘有枕动面和面神经

4. 不属于胸骨上间隙内的结构是(　　)。

A. 淋巴结　　B. 脂肪组织　　C. 颈外静脉　　D. 颈静脉弓　　E. 颈前静脉下段

5. 下列结构中不在胸骨上间隙内的是(　　)。

A. 颈前静脉下段　　　　B. 颈静脉弓　　　　C. 胸锁乳突肌锁骨头

D. 淋巴结　　　　E. 脂肪组织

6. 支配颈阔肌的神经是(　　)。

A. 颈横神经　　　　B. 副神经　　　　C. 面神经颈支

D. 锁骨上神经　　　　E. 颈袢

7. 颏下三角深面的肌肉是(　　)。

A. 茎突舌骨肌　　　　B. 胸骨舌骨肌　　　　C. 舌骨舌肌

D. 下颌舌骨肌　　　　E. 肩胛舌骨肌

8. 下颌下三角位于(　　)。

A. 左、右二腹肌前腹与舌骨体之间

B. 左、右二腹肌前腹与下颌骨下缘之间

C. 二腹肌前、后腹与下颌骨下缘之间

D. 二腹肌前、后腹与舌骨体之间

E. 左、右二腹肌前腹之间

9. 下颌下腺(　　)。

A. 位于颈筋膜浅层所形成的筋膜鞘内　　B. 较大的浅部位于下颌舌骨肌深面

C. 其浅部的前端发出下颌下腺管　　D. 腺管走行于下颌舌骨肌浅面

E. 开口于上颌第 2 磨牙相对处的颊黏膜处

10. 关于颈袢的描述,错误的是(　　)。

A. 由颈袢上根和下根在肩胛舌骨肌中间腱上缘汇合而成

B. 颈袢上根随舌下神经走行

C. 由舌下神经和第 1~3 颈神经前支的纤维组成

D. 颈袢下根的纤维由第 2、3 颈神经前支的纤维组成

E. 发支支配肩胛舌骨肌上腹、胸骨舌骨肌、胸骨甲状肌和肩胛舌骨肌下腹

11. 颈动脉三角深面的筋膜是(　　)。

A. 颈浅筋膜　　　　B. 颈筋膜浅层　　　　C. 气管前筋膜

D. 椎前筋膜　　　　E. 颊咽筋膜

12. 不属于颈动脉鞘内的结构是(　　)。

A. 颈总动脉　B. 颈外动脉　C. 颈内动脉　D. 颈内静脉　E. 迷走神经

13. 下列结构中不与颈动脉鞘内侧毗邻的结构是(　　)。

A. 甲状腺侧叶　　　　　　　　B. 喉与气管　　　　　　　　C. 咽与食管

D. 喉返神经　　　　　　　　　E. 颈交感干

14. 颈总动脉(　　)。

A. 在颈动脉鞘内位于颈内静脉外侧

B. 在平甲状软骨上缘分为颈外和颈内动脉

C. 在平舌骨大角处分为颈外和颈内动脉

D. 末端和颈内动脉起始部膨大称颈动脉窦,窦壁上有化学感受器

E. 分叉处的后方有颈动脉小球,是压力感受器

15. 自颈外动脉前壁自下而上发出的动脉是(　　)。

A. 甲状腺上动脉,面动脉和舌动脉　　　　　B. 甲状腺下动脉,面动脉和舌动脉

C. 甲状腺上动脉,舌动脉和面动脉　　　　　D. 甲状腺下动脉,舌动脉和面动脉

E. 甲状腺下动脉,甲状腺上动脉,舌动脉和面动脉

16. 下列结构中未穿过经二腹肌后腹深面的结构是(　　)。

A. 舌咽神经　B. 迷走神经　C. 舌下神经　D. 副神经　　E. 颈交感干

17. 舌下神经(　　)。

A. 自二腹肌后腹下缘穿出进入颈动脉三角

B. 在颈动脉三角内走行于颈内、外动脉的深面

C. 经二腹肌后腹前端的浅面进入下颌下三角

D. 其分支颈祥上根沿颈总动脉深面下降

E. 支配舌骨下肌群

18. 膈神经(　　)。

A. 由第 3~5 颈神经的后支纤维组成

B. 斜行于前斜角肌的前面,椎前筋膜的浅面

C. 斜行于前斜角肌的后面,椎前筋膜的深面

D. 斜行于前斜角肌的前面,椎前筋膜深面

E. 经锁骨下动、静脉前方入胸腔

19. 甲状腺鞘(　　)。

A. 由气管前筋膜形成　　　　　　　　B. 由椎前筋膜形成

C. 又称甲状腺的纤维囊　　　　　　　D. 又称甲状腺真被膜

E. 是甲状腺自身的外膜

20. 甲状腺悬韧带(　　)。

A. 由颈筋膜浅层形成　　　　　　　　B. 由甲状腺假被膜形成

C. 由甲状腺真被膜形成　　　　　　　D. 由椎前筋膜形成

E. 由气管软骨膜形成

21. 与甲状腺上动脉伴行的神经是(　　)。

A. 迷走神经　　　　　　　　B. 喉返神经　　　　　　　　C. 膈神经

D. 喉上神经内支　　　　　E. 喉上神经外支

22. 与甲状腺下动脉关系密切的神经是（　　）。

A. 喉返神经　B. 喉上神经　C. 喉下神经　D. 迷走神经　E. 交感神经

23. 关于喉返神经的描述,错误的是（　　）。

A. 右喉返神经从下、后方勾绕右锁骨下动脉

B. 左喉返神经从下、后方勾绕主动脉弓

C. 二者均沿气管与食管之间的沟内上行

D. 一般走行于甲状腺的囊鞘间隙内

E. 感觉支分布于声门裂以下的喉黏膜

24. 关于甲状腺下动脉的描述,错误的是（　　）。

A. 是甲状颈干的分支　　　　　　B. 沿前斜角肌内侧缘上行

C. 至环状软骨平面弯向下内　　　D. 分支分布于甲状腺

E. 与喉返神经关系密切

25. 咽后间隙位于（　　）。

A. 椎前筋膜与脊柱颈段之间　　　B. 椎前筋膜与颊咽筋膜之间

C. 气管前筋膜与气管颈部之间　　D. 气管前筋膜与椎前筋膜之间

E. 以上都不是

26. 由椎前筋膜形成的筋膜鞘是（　　）。

A. 下颌下腺鞘　　　　　B. 甲状腺鞘　　　　　　C. 胸锁乳突肌鞘

D. 腋鞘　　　　　　　　E. 斜方肌鞘

27. 关于椎前筋膜的描述,错误的是（　　）。

A. 位于椎前肌和斜角肌前面

B. 颈交感干、膈神经、臂丛和锁骨下动脉位于其浅面

C. 上起自颅底,下续前纵韧带和胸内筋膜

D. 向后附着于项韧带

E. 包绕腋血管和臂丛形成腋鞘

28. 胸导管（　　）。

A. 入颈根部后沿食管前面上行　　B. 入颈根部后沿食管左缘上行

C. 在第 5 颈椎高度向左呈弓状跨过胸膜顶　D. 走行在颈动脉鞘前方

E. 经椎血管和交感干后方

29. 副神经（　　）。

A. 在胸锁乳突肌后缘上、中 1/3 交点处进入枕三角

B. 在胸锁乳突肌前缘上、中 1/3 交点处进入枕三角

C. 在胸锁乳突肌后缘中、下 1/3 交点处进入枕三角

D. 在胸锁乳突肌前缘中、下 1/3 交点处进入枕三角

E. 在胸锁乳突肌后缘中点处进入枕三角

30. 关于臂丛的描述,错误的是（　　）。

A. 由第 5～8 颈神经前支组成

B. 经斜角肌间隙、锁骨下动脉后上方入锁骨上三角

C. 第 5、6 颈神经前支合成上干

D. 第 7 颈神经前支延续为中干

E. 锁骨上部的分支有肩胛上神经,肩胛背神经和胸长神经

31. 椎动脉三角( )。

A. 由中斜角肌、颈长肌和锁骨下动脉第一段围成

B. 由前斜角肌、颈长肌和锁骨下动脉第一段围成

C. 由中斜角肌、颈长肌和锁骨下动脉第二段围成

D. 由前斜角肌、颈长肌和锁骨下动脉第二段围成

E. 由前斜角肌、颈长肌和锁骨下动脉第三段围成

32. 关于椎动脉的描述,错误的是( )。

A. 起自锁骨下动脉的第一段　　　　B. 走行于前斜角肌的前面

C. 穿经上 6 个颈椎横突孔　　　　　D. 经枕骨大孔入颅

E. 分布于脑和内耳

33. 舌尖部的癌首先转移至( )。

A. 颈外侧浅淋巴结　　　　　　　　B. Virchow 淋巴结

C. 锁骨上淋巴结　　　　　　　　　D. 颈内静脉二腹肌淋巴结

E. 颈内静脉肩胛舌骨肌淋巴结

34. 鼻咽癌首先转移至( )。

A. 颈内静脉二腹肌淋巴结　　　　　B. 颈外侧浅淋巴结

C. Virchow 淋巴结　　　　　　　　D. 锁骨上淋巴结

E. 颈内静脉肩胛舌骨肌淋巴结

35. The superior belly of the omohyoid forms the anterior border of which cervical triangle? ( )

A. carotid triangle　　　　　　　　B. muscular triangle

C. omoclavicular triangle　　　　　D. submental triangle

E. submandibular triangle

36. In which triangle of the neck will the surgeon make an incision to gain access to the thyroid gland? ( )

A. carotid triangle　　　　　　　　B. muscular triangle

C. submandibular triangle　　　　　D. submental triangle

E. subclavian triangle

37. Which fascia enclose sternocleidomastoid and trapezius muscles? ( )

A. superficial fascia　　　　　　　B. superficial layer of deep fascia

C. infrahyoid fascia　　　　　　　D. prevertebral fascia

E. visceral fascia

38. Which nerve passes vertically within the carotid sheath? ( )

A. accessory nerve　　　　　　　　B. cervical sympathetic trunk

C. glossopharyngeal nerve   D. hypoglossal nerve

E. vagus nerve

39. At what level could you rapidly create an airway below the vocal cords with a minimum danger of hemorrhage? （   ）

A. just above the jugular notch   B. just above the thyroid cartilage

C. just below the thyroid cartilage   D. just below the cricoid cartilage

E. through the 3rd tracheal ring

40. The cervical plexus innervates all of the structures EXCEPT（   ）.

A. diaphragm   B. omohyoid muscle

C. platysma   D. skin over thyroid cartilage

E. skin over clavicle

41. The phrenic nerve arises from the（   ）.

A. cervical plexus   B. brachial plexus   C. lumbar plexus

D. sacral plexus   E. celiac plexus

42. Which structure or area receives NO nerve fibers from the cervical plexus （   ）.

A. diaphragm

B. skin over the angle of the mandible

C. skin over the external occipital protuberance

D. thyrohyoid muscle

E. levator scapulae muscle

43. The carotid body is innervated by a branch of the（   ）.

A. glossopharyngeal nerve   B. hypoglossal nerve

C. accessory nerve   D. sympathetic trunk

E. vagus nerve

44. Which muscle is innervated by a branch of the ansa cervicalis? （   ）

A. sternocleidomastoid   B. platysma   C. sternohyoid

D. trapezius   E. latissimus dorsi

45. Which of the following is true of the inferior thyroid arteries? （   ）

A. they arise from the external carotid arteries

B. they cross over the superior cervical sympathetic ganglion

C. they supply most of the anterior surface of the thyroid gland

D. they often supply all four parathyroid glands

E. all of the above

46. Which statement is true of the internal jugular vein? （   ）

A. It drains all of the thyroid gland on that side of the body.

B. It drains into the external jugular vein.

C. It is accompanied by the deep cervical chain of lymph nodes.

D. It lies deeply to the prevertebral fascia.

E. It passes superficially to the sternocleidomastoid muscle.

47. Which structure lies immediately anterior to the right anterior scalene muscle at its costal attachment? (   )

A. subclavian artery　　　　B. subclavian vein　　　　C. thoracic duct

D. thyrocervical duct　　　　E. vagus nerve

48. Which nerve injured results in aspirating fluid into lungs? (   )

A. external branch of the superior laryngeal

B. hypoglossal

C. lingual

D. internal branch of the superior laryngeal

E. recurrent laryngeal

49. Which structure lies in the tracheoesphageal groove at the level of the thyroid gland? (   )

A. cervical sympathetic trunk　　　　B. pyramidal lobe

C. phrenic nerve　　　　D. recurrent laryngeal nerve

E. superior thyroid artery

50. Which muscle is the most responsible for stretching the vocalligament? (   )

A. posterior cricoarytenoid　　　　B. lateral cricoarytenoid

C. thyroarytenoid　　　　D. arytenoid

E. cricothyroid

（余修贵　江会勇）

第三章
胸　部

一、学习要求

（1）掌握胸部主要体表标志和标志线，胸廓、胸膜腔、胸腔的基本概念。

（2）掌握胸壁的层次、肋间隙的结构特点及临床意义。

（3）掌握女性乳房的位置与构造、淋巴回流及临床意义。

（4）掌握膈的位置、膈的裂孔位置及穿经的结构，膈的神经支配及临床意义。

（5）掌握胸膜的分布、胸膜腔和胸膜隐窝的概念及临床意义。

（6）掌握肺门与肺根的结构特点与毗邻；掌握肺的血供特点；掌握支气管肺段的定义及临床意义。

（7）掌握上纵隔的层次结构、主动脉弓的毗邻，动脉导管三角的构成及临床意义。

（8）掌握中纵隔心包、心包腔和心包窦的组成、位置及临床意义；掌握心的位置和毗邻。

（9）掌握后纵隔食管胸段形态、位置结构特点、毗邻及临床意义。

（10）了解纵隔淋巴分群及主要流注关系。

二、概述

胸部由胸壁、胸腔及其内容物组成。胸壁以胸廓为支架，外部覆以皮肤、筋膜和肌等软组织，内面衬胸内筋膜。胸壁和膈围成的腔称为胸腔。胸腔两侧部容纳肺和胸膜腔，中部为纵隔，有心包、心，以及出入心的大血管、食管、气管、胸导管、奇静脉、胸交感干、迷走神经及淋巴结等器官。胸部的表面界线与胸腔的范围不一致，胸壁不仅容纳和保护胸腔器官，同时也掩盖上腹部部分器官，如肝、脾等。故胸部外伤时，可累及其深面的腹腔脏器。常用的入胸手术路径有后外侧路径、前外侧路径和正中路径。

胸部标志线有前正中线、胸骨线、锁骨中线、胸骨旁线、腋前线、腋中线、腋后线、肩胛线、后正中线。

三、解剖方法及观察

（一）解剖胸壁

（1）尸位　尸体取仰卧位。

（2）摸认体表标志（活体触摸）　颈静脉切迹、胸骨角、剑突、肋弓、锁骨下窝、胸骨下角、肋、肋间隙、肩胛下角、男性乳头。

（3）皮肤切口与翻皮　由胸骨柄上缘往外沿锁骨至肩峰；由胸骨柄上缘沿正中线至剑突；由剑突沿肋弓至腋中线；由剑突向上外（如系女尸，应环绕乳房，留下乳房及皮肤结构；男尸留下乳头结构）至腋前襞，转向下至臂的上、中 1/3 交界处；自第 4 切口的止点，横行达臂的内、外侧。

（4）解剖乳房　如为女尸，将乳房由胸大肌表面完整剥离下来，纵切开，观察其构造。乳房内含乳腺和脂肪，乳腺被结缔组织分隔为 15～20 个腺叶，每一个腺叶有一个输乳管，以乳头为中心呈放射状排列，末端开口于乳头。以乳头为中心，用刀尖沿放射状方向轻轻划开，仔细剥出输乳管，追踪至乳腺叶。在乳头处，观察输乳管窦。

（5）解剖肋间神经前皮支和外侧皮支　沿胸骨旁线切开浅筋膜，提起切缘，向外侧剥离，可看到有第 2～7 肋间神经前皮支从肋间隙穿出。沿腋前线稍后方切开浅筋膜，提起切缘，向内侧剥离，可见有肋间神经外侧皮支从肋间隙穿出后向胸壁内侧走行，并伴有肋间后动脉的分支。

（6）解剖胸大肌　修除胸大肌表面的筋膜，显露出胸大肌的境界，它由锁骨的内侧半、胸骨和上 6 个肋软骨等处起始，向外止于肱骨大结节嵴。先用刀柄或手指由胸大肌下缘伸进肌的深面，将它与深部结构分开，边分离边切断它在胸、肋部和锁骨部的起点。将胸大肌向上臂翻起，注意进入它深面的胸肩峰动脉分支和伴行静脉及胸前神经（胸内、外侧神经）。

（7）观察深筋膜　胸壁深筋膜分为浅、深两层。浅层较薄，覆盖于胸大肌表面。深层位于胸大肌深面，上方附于锁骨，包裹锁骨下肌和胸小肌，并覆盖在前锯肌表面，其中位于喙突、锁骨下肌和胸小肌上缘的部分称锁胸筋膜，胸肩峰动脉和胸内、外侧神经穿出该筋膜至胸大肌、胸小肌，头静脉和淋巴管则穿过此筋膜入腋窝。手术切开锁胸筋膜时应注意保护胸内、外侧神经，以防损伤导致胸大肌、胸小肌瘫痪。

（8）解剖胸小肌　在胸大肌的深面，解剖出胸小肌。此肌起自第 3、4、5 肋，往上外止于肩胛骨喙突。在胸小肌上缘至锁骨区间可见到锁胸筋膜。自该肌起点处切断，向上方翻起。在翻起时，找出进入此肌的胸内侧神经。

（9）解剖前锯肌、胸外侧动脉及胸长神经　前锯肌位于胸廓侧壁。此肌以 8～9 个肌齿起自上 8、9 个肋，往后上内行，止于肩胛骨的内侧缘和下角。在该肌表面修出从上往下走行的胸外侧动脉及伴行静脉，并仔细寻找沿该血管排列的胸肌淋巴结。在动脉的后方找出胸长神经，此神经从上往下行支配前锯肌。

（10）切断锁骨下肌，从胸锁关节处离断锁骨。

（11）解剖肋间隙　在胸前外侧壁，选第 2 或 3 肋间，观察相邻两肋骨之间的肋间外肌的纤维方向及相邻两肋软骨之间的肋间外膜。在下一肋的上缘切断肋间外肌和肋间外膜，并从切口两端垂直向上切至上一肋的下缘，翻起。观察肋间内肌的纤维方向，自肋角至脊柱侧方则为肋间内膜。可见肋间神经的分支进入肋间外、内肌。

（12）模拟胸膜腔穿刺，观察穿刺针通过的层次结构。

（二）解剖胸腔及其脏器

1. 开胸

（1）清除第 1、2 肋间组织，暴露其内面的胸膜壁层；手指伸入第 1、2 肋间隙，轻压壁胸膜与胸壁分离，特别注意分离胸膜顶和第 1 肋。

（2）切断胸廓内动脉的上端。在前斜角肌和锁骨下静脉的前面，用肋骨剪从内侧向外侧剪断第 1、2 肋。

（3）在腋后线与腋中线之间，逐一清除 2～3 cm 长的肋间结构及肋骨骨膜，用手指包裹纱布，轻压肋胸膜与胸壁分离，然后用肋骨剪依次剪断 3～10 肋（两侧相同），轻轻由上至下翻开胸前壁。注意勿伤及手指。

2. 观察胸内筋膜

胸内筋膜是一层致密的结缔组织膜，衬于肋和肋间隙内面。胸内筋膜与壁胸膜之间有疏松结缔组织，手术时，将手或器械伸入此层，可使壁胸膜与胸壁分离。胸内筋膜向上覆盖于胸膜顶上部并增厚，称为胸膜上膜，即 Sibson 膜，对胸膜顶有固定和保护作用；向下覆盖于膈的上面，为膈上筋膜。

3. 解剖胸前壁内面

清理距胸骨线外侧 1～2 cm 处下行的胸廓内动脉及其双伴行静脉，其后有胸横肌覆盖。试找出沿该动、静脉排列的胸骨旁淋巴结。该动脉上端发心包膈动脉（与膈神经伴行至膈），在肋间隙处发肋间前支。最终分成向下的腹壁上动脉和向外下沿肋弓行走的肌膈动脉。

4. 观察胸腔结构

观察纵隔、胸膜分布，上、下胸膜间区，胸腺和心包等。

5. 解剖胸膜：探查壁胸膜

将手伸入胸膜腔，探查胸膜各部：贴附于肺表面的为胸膜脏层，贴于胸壁内面的则为壁层。壁层又分为贴于肋及肋间隙内面的肋胸膜，贴于膈上面者为膈胸膜，贴于纵隔侧面者为纵隔胸膜，突出于胸廓上口以上者为胸膜顶。脏壁两层之间为胸膜腔。肋胸膜与膈胸膜返折处为肋膈隐窝，此处在肺下缘以下。肋胸膜与左纵隔胸膜反折处为左肋纵隔隐窝，肺前缘未达其内。用手指伸入胸膜腔探查胸膜顶及肋膈隐窝。

6. 观察肺及肺根

观察原位肺的位置、形态和分叶，探查肺尖突入颈根部的情况。将两肺前缘与纵隔分开，在肺内侧面与纵隔之间分别找出左、右肺根，并探查肺根下方的脏、壁胸膜反折形成的肺韧带。在靠近肺门处切断左、右肺根及肺韧带，将两肺取出。在肺标本上观察肺的裂和分叶，肺门结构及其位置关系。在取出的肺标本上辨认肺根各结构及其位置关系，肺根主要结构的位置关系有一定规律，由前向后依次为上肺静脉、肺动脉、主支气管和下肺静脉。左肺根依次为肺动脉、主支气管、上肺静脉和下肺静脉，右肺根为上叶支气管、肺动脉、中下叶支气管、上肺静脉和下肺静脉。此外，两肺门处尚有数个肺门淋巴结。

肺根的毗邻：两肺根的前方为膈神经和心包膈动、静脉，后方为迷走神经（右迷走神经与右肺根相距 1.2~1.5 cm,左迷走神经与左肺根相距仅 0.8 cm 左右),下方为肺韧带。左肺根的上方尚有主动脉弓跨过,后方为胸主动脉;右肺根的前方有上腔静脉、部分心包和右心房,上方有奇静脉弓。肺手术中处理肺根时,要注意肺根的毗邻结构,以免损伤。

7. 解剖肺段

从肺门沿主支气管、肺叶支气管将肺段支气管及其伴行的肺段动脉与周围结构分离,解剖并观察 1~2 个肺段。肺段是以肺段支气管为中心,由相应的肺动脉段支、肺静脉段支以及淋巴管和神经纤维等共同组成。每一个肺段的形态略似圆锥形,尖向肺门,底朝肺表面。肺段之间以肺实质相连,并无明显分界面,但其边缘部位的支气管和肺动脉仅有细小分支。由于肺段的结构和功能有相对的独立性,因此,可以肺段为单位进行肺的部分切除。

8. 解剖肋间后间隙

在胸后壁选第 3 或 4 肋间隙,撕去肋胸膜,清理肋间后动、静脉和肋间神经。在肋角处,肋间后动脉发出上、下支。注意观察在肋角内侧,肋间血管和神经在肋间隙的中间前行,在肋角外侧,血管、神经本干行于肋沟内,其位置排列自上而下为肋间后静脉、肋间后动脉和肋间神经。在脊柱两侧找出沿血管和神经排列的肋间淋巴结。

(三) 纵隔

1. 纵隔的范围及划分

肺切除后,胸腔中间部的结构为纵隔,两侧被覆纵隔胸膜。观察上、下纵隔和前、中、后纵隔的区分。

2. 观察纵隔侧面

隔着纵隔胸膜可见:纵隔左、右侧面中部为肺根,肺根前方有膈神经、心包膈血管;前下方为心包;后有食管、迷走神经。左肺根上方有主动脉弓、左锁骨下动脉和胸导管,后为胸主动脉;右肺根上方为上腔静脉、奇静脉弓和气管,后为奇静脉。肺根的后外侧有胸交感干,内脏大神经,肋间后动、静脉和肋间神经。

3. 解剖上纵隔

上纵隔由前向后大致分为 3 层:前层主要有胸腺,左、右头臂静脉和上腔静脉;中层有主动脉弓及其三大分支、膈神经和迷走神经;后层有食管、气管、胸导管和左喉返神经等。

(1)观察胸腺　在胸腺三角内,可见脂肪结缔组织构成的胸腺残余,小儿尸体为发达的胸腺。

(2)解剖上腔静脉和头臂静脉　去除已观察过的胸腺残余或胸腺,暴露上腔静脉及头臂静脉,找出注入上腔静脉的奇静脉和注入头臂静脉的甲状腺下静脉。

(3)解剖纵隔前淋巴结　在上纵隔前部和前纵隔内,清除出入心的大血管周围和心包前方的纵隔前淋巴结。

(4)解剖主动脉弓　清理主动脉弓及其上缘从右前向左后依次发出的头臂干、左颈总动脉和左锁骨下动脉。主动脉弓左前方为左纵隔胸膜、左肺、左膈神经、左迷走神经、心包膈血管,以及交感干和迷走神经发出的心支;右后方有气管、食管、胸导管、左喉返神经和心深丛;主动脉弓的上部和 3 大分支根部的前方有头臂静脉和胸腺;弓下缘邻肺动脉、动脉韧带、左喉返神经、左主支气管和心浅丛。

(5) 解剖膈神经 由颈根部向下,在肺根前方找出膈神经(与心包膈动、静脉伴行),左、右膈神经分别经心包表面和外侧下降至膈。

(6) 解剖迷走神经及其分支 左、右迷走神经行程不同,需分别解剖观察。左迷走神经在主动脉弓前方下降,经左肺根后方至食管前方分散形成食管前丛,向下再合成迷走神经前干。右迷走神经在食管与气管的右侧下行,经右肺根后方至食管后方分散形成食管后丛,向下再合成迷走神经后干。左迷走神经发出的左喉返神经勾绕主动脉弓下方,右迷走神经发出的右喉返神经勾绕锁骨下动脉,左、右喉返神经均沿气管与食管间沟内上行返回颈部。迷走神经在肺根上方发出支气管支,主动脉弓下后方发出胸心支、食管支和心包支。

(7) 解剖肺动脉、动脉导管三角 在主动脉弓下方清理肺动脉干及其分支左、右肺动脉。在主动脉弓左前方观察左膈神经、左迷走神经和左肺动脉围成的动脉导管三角,三角内有动脉韧带、左喉返神经和心浅丛,该三角是临床手术寻找动脉导管的标志。钝性分离主动脉弓下缘连至肺动脉分叉左侧的动脉韧带,动脉韧带外侧为左喉返神经,三角内相互交错的神经纤维为心浅丛。

4. 解剖中纵隔

中纵隔内含心、心包、出入心的大血管根部、膈神经、心包膈血管、奇静脉弓、心神经丛及淋巴结等。

1) 解剖心包腔

(1) 打开和探查心包腔 在心包前面做一个 U 形切口,向上掀起心包前壁,打开心包腔。查看浆膜心包脏、壁层。用一个手指从左侧伸入升主动脉和肺动脉干的后方,上腔静脉和左心房的前方,手指所通过的间隙即心包横窦。把心尖抬起,探查左、右肺静脉和下腔静脉口之间的心包斜窦。在心包前壁与下壁移行处与心之间查看心包前下窦。

(2) 观察心包腔内出入心的大血管 掀起心包前壁,在心上方,观察从右向左排列的上腔静脉、升主动脉和肺动脉干。然后将心提起,在右下方观察下腔静脉穿心包注入右心房以及自两侧注入左心房的左、右肺上、下静脉。

2) 解剖心

(1) 原位观察心的形态和毗邻 心尖朝向左前下,平对左第 5 肋间隙锁骨中线内侧 1~2 cm。心底朝向右后上,与食管、胸主动脉和奇静脉相邻。胸肋面可见冠状沟和前室间沟,与胸骨下部和第 3~6 肋软骨相邻。膈面向下邻膈。左、右缘隔着心包与纵隔胸膜相邻。

(2) 取心 在心包腔内切断出入心的大血管(上腔静脉,升主动脉,肺动脉干,下腔静脉,左、右肺上、下静脉),将心取出,进一步观察心的外形。

(3) 解剖心的血管和神经 在心的前面沿前室间沟用刀尖轻轻划开浆膜性心包脏层(心外膜),清理前室间支及其伴行的心大静脉,注意观察附于动脉表面的神经,然后沿血管向上清理至冠状沟,在冠状沟内清理出左、右冠状动脉、冠状窦和心小静脉。沿后室间沟清理后室间支及伴行的心中静脉。

（4）解剖右心房　自上腔静脉口前缘至下腔静脉口前缘的连线（界沟的前方）做一个垂直切口,在该切口的上端横行切至右心耳尖,在该切口的下端沿冠状沟稍上方做一个横切口。翻开右心房前外壁,清洗掉右心房内的血块,观察右心房内的结构:光滑的腔静脉窦和布满梳状肌的固有心房,以及二者之间的分界标志界嵴,其后部可见上、下腔静脉口和冠状窦口。在右房后内壁有卵圆窝。右房前下壁有右房室口及附于此处的三尖瓣。

（5）解剖右心室　在动脉圆锥上部处横行做一个短切口,切开右心室前上壁,在横切口的右端向下沿冠状沟切至心下缘。再沿横切口的另一端,向下沿着平行于冠状沟 1 cm的平行切口,切至心的下缘。然后将切开的右心室前壁翻向下,注意不要拉断或切断隔缘肉柱。清理室内血块,冲洗干净,观察右心室内各结构:在流入道观察附于右房室口的三尖瓣、腱索和 3 组乳头肌的形态和位置,观察从室间隔连于右心室前组乳头肌基部的隔缘肉柱。观察流出道的动脉圆锥、肺动脉口以及附于口的肺动脉瓣。流入道和流出道之间有一个横行的肌性隆起,称为室上嵴。

（6）解剖左心房　在左心房的后壁 4 条肺静脉口之间做一个 U 形切口,向上翻起切片,取出血块。观察左心房 4 条肺静脉的开口,左心耳内的梳状肌,左房室口及附于此处的二尖瓣的位置和形态。

（7）解剖左心室　在心尖切迹的左侧将刀插入,分别沿前、后室间沟的左侧约 0.5 cm处切至冠状沟,沿切口将左心室分开,清洗干净。观察二尖瓣、腱索和前后组乳头肌的位置和形态;观察位于主动脉口的主动脉瓣、主动脉窦及左右冠状动脉的开口;观察室间隔及室间隔肌性部和膜部。从左心室观察,膜部位于主动脉的右瓣和后瓣联合的下方;从右心室观察,膜部被三尖瓣的附着线分为前下和后上两部,前下部分隔左、右心室,称为室间部,后上部界于左心室和右心房之间,称为房室间部。

5. 解剖后纵隔和上纵隔后部

后纵隔和上纵隔后部的结构大多连续。在后纵隔内,上、下纵行排列的器官有食管,胸导管,胸主动脉,奇静脉,半奇静脉,副半奇静脉,迷走神经,内脏大、小神经,胸交感干以及纵隔后淋巴结。横行排列的结构有肋间后动、静脉。

（1）观察气管和左、右主支气管　向左牵拉主动脉,观察气管的位置和毗邻,左、右主支气管的形态差异,查看沿气管和主支气管排列的淋巴结。

（2）解剖食管和迷走神经前、后干　将气管、主支气管推向一侧,可见深面的食管。

①观察食管上段,清理食管上段,可观察其两侧紧贴纵隔胸膜。

②清理食管下段,用镊子清理食管前、后丛及向下汇成的迷走神经前、后干,找出胸主动脉发出的食管动脉。

③在气管和食管之间的左侧暴露左喉返神经,追至发出处,向上追至甲状腺后方。

（3）探查食管系膜和食管后隐窝　探查第 7 胸椎水平以下、脊柱前方主动脉弓与食管之间,两侧纵隔胸膜非常接近而形成的食管系膜,在食管后方形成食管后隐窝。

（4）解剖胸主动脉及其分支　将食管和气管推向右侧,从主动脉弓末端向下,清理胸主动脉至膈主动脉裂孔处,沿途寻找其分支:①食管动脉;②支气管动脉;③肋间后动脉及肋下动脉,向两侧清理至肋角处,追踪肋间后动脉发出的上、下支,观察肋间后动、静脉和肋间神经三者的位置关系。肋间后动脉一般为 9 对,走行于第 3～11 肋间隙,肋下动脉走行于第 12 肋的下缘。

(5)观察奇静脉、半奇静脉和副半奇静脉　在右肺根上方找出奇静脉并追其至后纵隔位于脊柱右前方,观察奇静脉的属支有右肋间后静脉、食管静脉和半奇静脉,奇静脉注入上腔静脉。在胸主动脉的左外侧找出下方的半奇静脉、上方的副半奇静脉。半奇静脉在第 7~10 胸椎高度向右汇入奇静脉,半奇静脉接受左下部肋间后静脉、食管静脉和副半奇静脉。副半奇静脉注入半奇静脉或奇静脉,主要收集左侧中、上部肋间后静脉。

(6)解剖胸导管　在食管的后方,奇静脉与胸主动脉之间找出胸导管下段,注意观察胸导管的行程变化和毗邻,在第 5 胸椎高度斜行向左上,在左锁骨下动脉后方,食管上段的左后面,找出胸导管上段,向上追踪至颈部注入左静脉角处。

(7)解剖胸交感干及其分支

① 解剖胸交感干:撕去脊柱两侧肋胸膜,在奇静脉外侧,贴于脊柱右侧有右胸交感干,半奇静脉外侧有左胸交感干,它由局部膨大的胸交感节及其节间支组成。在胸交感节与肋间神经之间找出互相连接的两条交通支,靠外侧较粗的为白交通支,内侧较细的为灰交通支。

② 解剖内脏大、小神经:在胸交感干下部找出由第 6~9 胸交感干神经节发出分支,斜向前下汇合而成的内脏大神经;第 10~12 胸交感干神经节发出分支合成内脏小神经。内脏大、小神经向下穿膈脚进入腹腔。

四、临床联系

(一)常用胸部手术切口

常用的进胸手术路径有后外侧路径、前外侧路径和正中路径 3 种。胸壁层次依次为皮肤、浅筋膜、深筋膜、肌(胸大肌、胸小肌、前锯肌、肋间外肌、肋间内肌、胸横肌)、胸内筋膜、壁胸膜。

1. 后外侧胸腔切开术

这是经典的开胸路径,适用于除心脏手术外的各种胸腔手术,如肺、食管、膈肌、胸内大血管手术以及突出于胸腔的纵隔肿瘤切除术等。此进路术野暴露好,对胸腔深部操作较方便,但由于手术切断多层胸壁肌,损伤较大,术后创口疼痛较剧。

切口起自肩胛间部,向下向前,绕过肩胛下角二横指,再向前经腋中线,止于腋前线拟切开的肋间隙或切除肋骨的相应部位。沿切口向前逐层切开背阔肌及前锯肌,向后切断斜方肌和菱形肌,达骶棘肌外缘。分离肩胛下肌与胸壁骨膜间的疏松组织,提起肩胛骨,沿肩胛骨内面扪计肋骨序数。通常上肺叶或全肺切除经第 5 肋骨,主动脉手术经第 4 肋骨,下肺叶或食管中段肿瘤切除经第 6 肋骨,膈与食管下段肿瘤及贲门手术经第 7 或第 8 肋间隙或切除肋骨经肋床进胸。经肋间隙切开与前外侧胸腔切开术相同,但在近肋角后处切口宜趋向下肋的上缘,以免伤及肋间血管。需切除肋骨经肋床进胸时,先纵行切开骨膜,行骨膜下剥离,然后剪去肋骨,切开胸内筋膜、壁胸膜,进入胸膜腔。

2. 前外侧胸腔切开术

自胸骨缘,沿第 4 或第 5 肋间隙,在乳房下皮肤褶皱做弧形切口至腋中线,达拟切开肋间。切开胸大肌、胸小肌,在外侧,分离背阔肌前缘并牵开,切开部分前锯肌,按手术需要,沿第 4 或第 5 肋间隙中点切开肋间肌,注意避免伤及肋间血管,切开胸内筋膜、壁胸膜,进入胸膜腔。延长切口可在胸骨旁向上延至第 2 肋软骨平面,在胸廓内动脉外侧切断相应的肋软骨。如暴露仍不满意,则可在腋下延长切口至肩胛前 2 cm,切开部分背阔肌,切断第 5、6、7 肋骨的后端,然后切开肋间肌。此即为波形或 S 形切口,此切口上至胸顶部,后下可达膈面,适用于任何肺切除手术。

此切口通常用于腔镜辅助下的胸外科手术,优点是切断胸壁肌群较少,无需切除肋骨,术后伤口疼痛和胸壁运动的障碍较轻,缺点是对后纵隔和后胸下部手术野暴露较差。

3. 胸骨正中劈开术(前纵隔切开术)

自胸骨颈静脉切迹稍下方,向下做一个稍偏离正中线的弧形切口,在剑突处返回中线并向下切至剑突下 4 cm。分离皮肤、浅筋膜、胸大肌筋膜,沿胸骨正中线切开胸骨骨膜和腹白线,切除剑突,分离胸骨下端膈肌附着点,用长钳自剑突后缘向上分离胸骨后面的疏松结缔组织,由胸骨柄的上缘探出,用电锯自下而上纵行劈开胸骨。如不需完全劈开胸骨,可按需要自胸骨柄上缘向下部分劈开,再将其横断。将两侧胸骨断缘撑开,从中线剪开纵隔浅层蜂窝组织,向两侧推开胸膜反折,扩大前纵隔的显露。左无名静脉斜越上纵隔,注意勿损伤。

此切口适用于胸腺瘤、胸内甲状腺肿及其他前纵隔内肿瘤,心脏、大血管手术,某些肺脏手术,如双侧肺大泡切除术,多发性双侧肺转移灶的切除等。

(二)乳房手术

1. 乳房脓肿切开引流术

乳晕下脓肿,在皮肤与乳晕交界处做弧形切口,避免在乳晕上直接切开脓肿以防止切断乳晕平滑肌和输乳管;乳晕以外的脓肿,为避免损伤输乳管而形成乳瘘,应做放射状切口;深部脓肿或乳房后脓肿,可沿乳房下缘做弧形切口,经乳房后间隙引流。

2. 乳腺癌手术

(1)肋间血管损伤　典型乳腺癌根治术,需切除胸大、小肌,胸大肌由来自肋间动脉和胸廓内动脉的分支垂直穿出至胸肌。在切断胸肌在肋骨上的起点时,如血管钳松脱可致肋间血管的胸大肌分支滑脱回缩,则止血非常困难,易造成术后出血和皮瓣下积血。因此术中切断胸大肌时钳夹、切断、结扎等操作均应保证切实可靠,防止出现血管滑脱、回缩。

(2)胸长神经和胸背神经损伤　在乳癌根治术清除锁骨下和腋下淋巴、脂肪组织时,应注意保护胸长神经和胸背神经。胸长神经在腋静脉后方穿出后紧贴胸壁下行,支配前锯肌。胸背神经在腋静脉的中内 1/3 处经腋静脉后穿出,与肩胛下动、静脉伴行,沿肩胛下肌和大圆肌表面下行进入并支配上述二肌和背阔肌。可按神经的位置先行解剖显露,直视下避开和保护神经,再行淋巴结清扫。

(3)胸前神经损伤　胸前神经外侧支来自臂丛外侧索,与胸肩峰动脉的胸肌支伴行,从胸大肌背侧边缘进入胸大肌;胸前神经内侧支来自臂丛内侧索,穿过胸小肌进入胸大肌内侧。在行保留胸大、小肌的改良根治术时,除保留胸大、小肌外,应注意保护支配胸大、小肌的内、外侧胸前神经。如术中损伤胸前神经,将导致术后胸肌的无力、萎缩甚至纤维化,使保留的胸肌失去功能。

(三)胸膜腔穿刺术

胸膜腔穿刺术是胸外科最常用的诊断和治疗技术之一。根据肋间血管、神经的解剖结构,在肋角后,肋角内侧肋沟消失,肋间血管和神经在肋间隙的中间前行,该部位的穿刺应选择在下位肋骨的上缘进针;而在肋角前部,由于肋间动脉在近肋角处常分一副支,沿下位肋骨的上缘向前行,故穿刺应在上、下肋之间进针,以免损伤肋间血管。

(四)食管胸段毗邻

在食管前方第4胸椎以下依次与左主支气管、左心房的后面、左迷走神经和气管支气管淋巴结等相邻。由于左主支气管跨越食管前方向左,食管在此处形成第二个狭窄,是异物嵌顿、穿孔以及食管癌的好发部位。食管前方与左心房相邻,左心房扩大可压迫食管。在食管胸段左侧,有两处(即食管进入和离开胸腔处)是和纵隔胸膜相贴的,这两处分别位于食管上、下三角,是外科学的重要标志。食管上三角由左锁骨下动脉、脊柱前面和主动脉弓上缘围成,内有食管和胸导管,食管下三角由心包、胸主动脉和膈围成,内有食管。食管右侧,在肺根以下,右侧纵隔胸膜不仅被覆在食管的右侧,而且也深入到食管的后面,构成食管后隐窝,故在左胸入路的食管下段手术时,有破入右胸膜腔的可能。

(五)纵隔肿瘤

纵隔肿瘤的种类很多,但各有其较固定的好发部位,如前上纵隔最常见的是胸腺瘤、胸骨后甲状腺肿;畸胎瘤常位于前纵隔;中纵隔常见的有淋巴瘤、心包囊肿、支气管囊肿;神经源性肿瘤、气管囊肿及肠源性囊肿多见于后纵隔。

五、复习思考题

(一)名词解释

1. 纵隔　　　　　　　　　　2. 胸膜
3. 胸膜腔　　　　　　　　　4. 肺根
5. 肺韧带　　　　　　　　　6. 胸膜顶
7. 肋膈隐窝　　　　　　　　8. 肋纵隔隐窝
9. 心包横窦　　　　　　　　10. 心包斜窦
11. 锁胸筋膜　　　　　　　 12. 主动脉裂孔
13. 动脉导管三角

(二)单项选择题

1. 支配前锯肌的神经为(　　　)。
A. 胸内侧神经　　　　B. 胸外侧神经　　　　C. 肋间神经

D. 胸长神经　　　　　　　　E. 锁骨下神经

2. 不属于食管前方的毗邻结构是(　　)。

A. 气管　　　　　　　　B. 左主支气管　　　　　　　C. 左心房

D. 膈　　　　　　　　　E. 奇静脉

3. 胸导管在上纵隔内,其前方的毗邻结构是(　　)。

A. 左颈总动脉　　　　　　B. 左锁骨下动脉　　　　　　C. 食管

D. 左纵隔胸膜　　　　　　E. 左喉返神经

4. 胸导管在后纵隔内,其右侧的毗邻结构是(　　)。

A. 胸主动脉　　　　　　　　　　　B. 食管

C. 右纵隔胸膜与奇静脉　　　　　　D. 右肋间后动脉

E. 右膈神经

5. 胸膜下界在锁骨中线平第几肋?(　　)

A. 6　　　　B. 8　　　　C. 10　　　　D. 11　　　　E. 12

6. 剑突上端两侧连接第几肋软骨?(　　)

A. 4　　　　B. 5　　　　C. 6　　　　D. 7　　　　E. 8

7. 有关胸部表面结构的说法,错误的是(　　)。

A. 胸骨角平对第 2 肋软骨水平

B. 肩胛骨下角约对第 7 肋

C. 男性乳头约对第 4 肋间隙

D. 在左侧第 5 肋间隙锁骨中线外侧 2～3 cm 处可触及心尖搏动

E. 肩胛冈的基部平对第 3 胸椎棘突

8. 有关胸膜顶的说法,错误的是(　　)。

A. 超出锁骨内侧 1/3 上方 2～3 cm

B. 无胸廓保护

C. 其后方有颈交感干

D. 锁骨下动脉绕其后方穿出斜角肌间隙

E. 其表面覆盖席氏筋膜

9. 位于中纵隔内的结构是(　　)。

A. 迷走神经　　　　　　　B. 胸主动脉　　　　　　　C. 膈神经

D. 左、右主支气管　　　　　E. 头臂静脉

10. 有关肺根的叙述,错误的是(　　)。

A. 左肺根上方有主动脉弓跨过

B. 右肺根上方有奇静脉弓跨过

C. 自上而下两肺均为肺动脉、支气管、肺静脉

D. 迷走神经行于肺根后方

E. 膈神经行于肺根前方

11. 胸膜腔穿刺时,进针位置应选(　　)。

A. 腋中线以后,应沿下一肋骨的上缘　　　B. 腋中线以前,应沿下一肋骨的上缘

C. 腋中线以后,应于肋间隙的中间　　　　　　D. 腋中线以前,应沿上一肋骨的下缘

E. 腋中线以后,应沿上一肋骨的下缘

12. 关于胸主动脉,下列说法正确的是(　　)。

A. 在第4胸椎上缘平面续于主动脉弓

B. 在第10胸椎水平通过膈肌主动脉裂孔而移行为腹主动脉

C. 其前方从上向下分别有左肺根、心包、食管和膈

D. 发出所有的肋间后动脉

E. 不与纵隔胸膜相贴

13. 内脏大神经穿过膈肌的(　　)。

A. 主动脉裂孔　　　　　　B. 食管裂孔　　　　　　C. 腔静脉孔

D. 膈脚　　　　　　　　　E. 腰肋三角

14. 迷走神经穿过膈肌的(　　)。

A. 主动脉裂孔　　　　　　B. 食管裂孔　　　　　　C. 腔静脉孔

D. 右侧膈中间脚与内侧脚之间

E. 左侧膈中间脚与内侧脚之间

15. 半奇静脉(　　)。

A. 起自右腰升静脉　　　　B. 沿脊柱右侧上行　　　　C. 注入奇静脉

D. 注入副半奇静脉　　　　E. 收集右下部肋间后静脉

16. 副半奇静脉(　　)。

A. 起自左腰升静脉　　　　B. 沿脊柱左缘上行　　　　C. 沿脊柱右缘下行

D. 注入半奇静脉　　　　　E. 汇集右侧中上部的肋间后静脉

17. 主动脉弓的直接分支是(　　)。

A. 右锁骨下动脉　　　　　B. 左头臂干　　　　　　　C. 左锁骨下动脉

D. 右颈总动脉　　　　　　E. 以上都不对

18. 关于奇静脉,下列说法正确的是(　　)。

A. 起自左腰升静脉　　　　B. 收集左肋间后静脉　　　C. 收纳食管静脉

D. 注入下腔静脉　　　　　E. 以上均错

19. 胸腔内手术不慎损伤上纵隔内的胸导管可造成(　　)。

A. 左乳糜胸　　　　　　　B. 右乳糜胸　　　　　　　C. 左、右乳糜胸

D. 整个胸腔积液　　　　　E. 心包积液

20. 胸腔内手术不慎损伤下纵隔内的胸导管可造成(　　)。

A. 左乳糜胸　　　　　　　B. 右乳糜胸　　　　　　　C. 左、右乳糜胸

D. 整个胸腔积液　　　　　E. 心包积液

21. 胸腔内存在的浆膜腔的数量是(　　)。

A. 1个　　　B. 2个　　　C. 3个　　　D. 4个　　　E. 5个

22. 关于肋膈隐窝(窦),下列说法正确的是(　　)。

A. 呈半月状,是胸膜腔最低部分　　　　　B. 由脏胸膜和壁胸膜反折形成

C. 当深吸气时能被肺下缘充满　　　　　　D. 由胸壁和膈围成

E. 通常不含浆液

23. 关于两侧胸膜腔,下列说法正确的是( )。

A. 借心包横窦相通　　　　　　　　B. 借膈主动脉裂孔和腹膜腔相通

C. 内含少量浆液　　　　　　　　　　D. 下界在腋中线平第 10 肋

E. 内有两肺

24. 关于肺静脉,下列说法正确的是( )。

A. 属于后纵隔内容　　　　　　　　　B. 每侧通常有一条

C. 位于肺动脉后方　　　　　　　　　D. 是营养性血管

E. 是功能性血管

25. 后纵隔内没有( )。

A. 迷走神经　　B. 食管　　　　C. 胸导管　　D. 奇静脉　　E. 下腔静脉

26. 胸神经的节段性分布是( )。

A. 胸骨角平面为胸 2　　　　　　　　B. 乳头平面为胸 3

C. 剑突相当于胸 4　　　　　　　　　D. 肋弓平面为胸 6

E. 脐平面为胸 8

27. 在肋沟内,肋间后血管和肋间神经的排列自上而下为( )。

A. 静脉、动脉、神经　　　　　　　　B. 静脉、神经、动脉

C. 动脉、静脉、神经　　　　　　　　D. 动脉、神经、静脉

E. 神经、动脉、静脉

28. 肺的体表投影( )。

A. 肺尖低于胸膜顶 1 cm　　　　　　B. 前界左肺在第 6 肋间隙转向外侧

C. 下界在锁骨中线与第 6 肋相交　　D. 下界在腋中线与第 9 肋相交

E. 后方下界终于第 12 胸椎棘突

29. 关于食管,下列说法正确的是( )。

A. 位于上纵隔和中纵隔　　　　　　　B. 肌层全为平滑肌

C. 未被浆膜覆盖　　　　　　　　　　D. 食管仅由主动脉胸部的分支供血

E. 下段是门静脉和腔静脉系的吻合区

30. 食管紧贴( )。

A. 右交感干　　　　　　B. 右主支气管　　　　　　C. 内脏大神经

D. 左膈神经　　　　　　E. 心包

31. 食管胸部的毗邻( )。

A. 后方有右膈神经　　　B. 右侧为主动脉弓　　　　C. 左侧是右主支气管

D. 后方有肋间后动脉和胸导管　　E. 前方左膈神经

32. 不是中纵隔内的结构的是( )。

A. 迷走神经　　　　　　B. 右膈神经　　　　　　　C. 左膈神经

D. 心包　　　　　　　　E. 心包膈动脉

33. 左肺根前方有( )。

A. 左迷走神经　　　　　　B. 左喉返神经　　　　　　C. 主动脉弓

D. 左胸交感干　　　　　　　　E. 左膈神经

34. 右肺根前方没有(　　)。

A. 上腔静脉　　　　　　　B. 升主动脉　　　　　　　C. 右膈神经

D. 右心房　　　　　　　　E. 心包膈动脉

35. 右肺根后方有(　　)。

A. 升主动脉　　　　　　　B. 心包膈动脉　　　　　　C. 右迷走神经

D. 右膈神经　　　　　　　E. 上腔静脉

36. 肺根内各结构的排列由前向后依次为(　　)。

A. 肺静脉、肺动脉、支气管　　　　　　B. 肺静脉、支气管、肺动脉

C. 肺动脉、肺静脉、支气管　　　　　　D. 肺动脉、支气管、肺静脉

E. 支气管、肺动脉、肺静脉

37. 左喉返神经(　　)。

A. 钩绕左颈总动脉　　　　　　　B. 钩绕头臂干

C. 在动脉韧带左侧由迷走神经发出　　　D. 钩绕左肺根

E. 钩绕左锁骨下动脉

38. 关于纵隔的说法,正确的是(　　)。

A. 位于胸膜腔内　　　　　　　B. 容纳心和肺

C. 后界为胸主动脉和食管　　　D. 两侧界为纵隔胸膜

E. 下界为壁腹膜

39. 上纵隔内最浅表的结构是(　　)。

A. 头臂静脉　　　　　　　B. 主动脉弓　　　　　　　C. 头臂干

D. 胸腺(胸腺剩件)　　　　E. 迷走神经

40. 在后纵隔内,胸导管位于(　　)。

A. 食管和主动脉胸部的前方　　　　B. 主动脉胸部和半奇静脉之间

C. 食管后方,主动脉胸部和奇静脉之间　　D. 食管和主动脉之间

E. 奇静脉和食管之间

41. 关于气管胸部毗邻的描述错误的是(　　)。

A. 前方有头臂干和左颈总动脉　　　B. 右侧有奇静脉弓

C. 左侧有主动脉弓　　　　　　　　D. 后方有食管

E. 下方有动脉韧带

42. 通过膈的胸肋三角的结构是(　　)。

A. 第 10 肋间神经　　　　B. 第 10 肋间后动脉　　　C. 第 10 肋间后静脉

D. 胃左动脉分支　　　　　E. 腹壁上动脉

43. 膈的食管裂孔平椎骨的高度是(　　)。

A. 第 8 胸椎　　　　　　　B. 第 9 胸椎　　　　　　　C. 第 10 胸椎

D. 第 11 胸椎　　　　　　　E. 第 12 胸椎

44. 通过膈肌主动脉裂孔的结构是(　　)。

A. 胸导管　　　　　　　　B. 迷走神经　　　　　　　C. 内脏大神经

D. 腰升静脉　　　　　　　　E. 交感干

45. 膈的腔静脉孔平第几胸椎高度？（　　）

A. 8　　　　　　B. 9　　　　　　C. 10　　　　　　D. 11　　　　　　E. 12

46. 膈的主动脉裂孔平第几胸椎高度？（　　）

A. 8　　　　　　B. 9　　　　　　C. 10　　　　　　D. 11　　　　　　E. 12

47. 下列何结构不通过膈肌的食管裂孔？（　　）

A. 左迷走神经　　　　　　　B. 右迷走神经　　　　　　　C. 胸导管

D. 胃左动脉食管支　　　　　E. 食管

48. 胸导管穿过膈肌的（　　）.

A. 主动脉裂孔　　　　　　　B. 食管裂孔　　　　　　　C. 腔静脉孔

D. 右侧膈中间脚与内侧脚之间　　E. 左侧膈中间脚与内侧脚之间

49. From superior to inferior the structure arrangement of right root of lung is （　　）.

A. pulmonary vein, pulmonary artery, bronchus

B. bronchus, pulmonary artery, pulmonary vein

C. pulmonary vein, bronchus, pulmonary artery

D. pulmonary artery, bronchus, pulmonary vein

E. pulmonary artery, pulmonary vein, bronchus

50. The superficial and deep cardiac plexuses, located in the middle mediastinum, receive contributions from all the following EXCEPT the （　　）.

A. phrenic nerves

B. recurrent laryngeal nerves

C. vagus nerves

D. cervical sympathetic ganglia

E. upper thoracic sympathetic ganglia

51. All of the following structures are located at the approximate level of the 4th or 5th thoracic vertebra EXCEPT the （　　）.

A. bifurcation of the trachea

B. costosternal articulations of the 2nd ribs

C. nipple in the male

D. manubriosternal joint

E. superior extent of the pericardial cavity

52. A characteristic of the intercostal neurovascular bundle that makes it particularly susceptible to injury from a fractured rib is that it lies （　　）.

A. behind the superior border of the rib

B. beneath the inferior border of the rib

C. between external and internal intercostal layers

D. directly behind the midpoint of the rib

E. halfway between two adjacent ribs

53. In a hospital emergency room, a 23-year-old man states that he "inhaled" a peanut. On bronchoscopy, the peanut will most likely be located in the (　　).

A. left lower lobar bronchus

B. left main bronchus

C. left superior segmental bronchus

D. right lower lobar bronchus

E. right superior segmental bronchus

54. Which of the following statements best characterizes bronchopulmonary segments, the functional units of the lungs? (　　)

A. the bronchial tree and pulmonary vein are located centrally

B. the pulmonary artery and pulmonary vein are distributed centrally

C. the pulmonary artery and pulmonary vein are distributed peripherally

D. the bronchopulmonary segments are supplied by a terminal bronchiole

E. none of the above statements characterizes bronchopulmonary segments

55. Which of the following statements best describes the normal internal thoracic artery? (　　)

A. it bifurcates into the inferior phrenic and superficial epigastric arteries

B. it descends posteriorly to the sternum

C. it is a branch of the axillary artery

D. it is accompanied by the azygos vein on the right and hemiazygos vein on the left

E. it provides significant blood supply to the mammary gland

56. A typical thoracic vertebra includes all of the following components EXCEPT (　　).

A. a heart-shaped vertebral body   B. inferior articular facets

C. a neural canal   D. superior costal facets

E. transverse foramina

57. The space between the two lungs is called (　　).

A. pleural cavity   B. pericardial cavity   C. peritoneal cavity

D. mediastinum   E. hilus

58. Lymph flows into the thoracic duct from all of the following areas EXCEPT for the (　　).

A. right side of the face   B. left side of the face

C. left arm   D. abdominal viscera

E. right leg

59. The thoracic duct begins as a dilatation called (　　).

A. lacteal   B. lymph capillary   C. lymph node

D. cisterna chyli   E. none of the above

60. The thoracic duct terminates in (   ).

    A. ascending aorta   B. descending aorta   C. pulmonary artery

    D. pulmonary vein   E. none of the above

61. In lymphatic drainage of the breast, the major portion enters eventually into which group of nodes? (   )

    A. central axillary   B. deltopectoral   C. lateral axillary

    D. parasternal   E. subscapular

62. You are called to perform thoracocentesis. If you were to avoid injuring lung or neurovascular elements, where would you insert the aspiration needle? (   )

    A. the top of interspace 8 in the midclavicular line

    B. the bottom of interspace 8 in the midclavicular line

    C. the top of interspace 9 in the midaxillary line

    D. the bottom of interspace 9 in the midaxillary line

    E. the top of interspace 11 in the scapular line

63. When placing a clamp on the ductus arteriosus, care must be taken to avoid injury to what important structure immediately dorsal to it? (   )

    A. accessory hemiazygos vein   B. left internal thoracic artery

    C. left phrenic nerve   D. left recurrent laryngeal nerve

    E. thoracic duct

64. What is the thoracic wall innervated by? (   )

    A. dorsal primary rami   B. intercostal nerves

    C. lateral pectoral nerves   D. medial pectoral nerves

    E. thoracodorsal nerves

65. You are caring for a 68-year-old male who has copious amounts of fluid in the left pleural cavity due to acute pleurisy. When you exam him as he sits up in bed, where would the fluid tend to accumulate? (   )

    A. costodiaphragmatic recess   B. costomediastinal recess

    C. cupola   D. hilar reflection

    E. middle mediastinum

66. While viewing an exploratory surgery on a patient injured in an automobile accident, you see the surgeon elevate the esophagus off the vertebral bodies and look in the area between the azygos vein and descending aorta. What structure is he most likely looking for? (   )

    A. greater thoracic splanchnic nerve   B. left recurrent laryngeal nerve

    C. right pulmonary artery   D. sympathetic trunk

    E. thoracic duct

67. What important nerve is located at superior mediastinum and partly curves posteriorly around the arch of aorta? (   )

A. left phrenic nerve

B. left sympathetic trunk

C. left vagus nerve

D. right phrenic nerve

E. right sympathetic trunk

68. A needle inserted into the 8th intercostal space along the scapular line would enter which space? (　　)

A. cardiac notch

B. costodiaphragmatic recess

C. costomediastinal recess

D. cupula of pleura

E. oblique pericardial sinus

69. Blockage of which of the following arteries would lead to ischemia of the apex of heart? (　　)

A. anterior interventricular branch

B. left circumflex branch

C. posterior interventricular branch

D. right marginal branch

E. right coronary artery

70. Which posterior mediastinal structure is most closely applied to the posterior surface of the pericardial sac? (　　)

A. aorta

B. azygos vein

C. esophagus

D. thoracic duct

E. trachea

71. The pleural space into which lung tissue just above the cardiac notch would tend to expand during deep inspiration is? (　　)

A. anterior mediastinum

B. costodiaphragmatic recess

C. costomediastinal recess

D. cupola

E. pulmonary ligament

72. The aorta is located at which mediastinal compartment(s)? (　　)

A. anterior only

B. anterior and middle

C. middle only

D. middle and posterior

E. posterior only

73. Which vessel courses across the mediastinum in an almost horizontal fashion? (　　)

A. left subclavian artery

B. left subclavian vein

C. left brachiocephalic vein

D. left jugular vein

E. left common carotid artery

74. Which statement is TRUE about the right lung? (　　)

A. It is slightly smaller than the left lung.

B. It has a lingular segmental bronchus.

C. It occupies the rightmost portion of the mediastinum.

D. Its upper lobar bronchus lies behind and above the right pulmonary artery.

E. It has the right phrenic nerve passing posterior to the lung root.

75. A tumor of the posterior mediastinum is most likely to compress which of the

following structures? (　　)

    A. arch of the aorta　　　　B. esophagus　　　　　　　C. inferior vena cava

    D. pulmonary trunk　　　　E. trachea

    76. An 8-year-old boy is found to have a midline tumor of the thymus gland that is impinging posteriorly on a blood vessel. The affected vessel is most likely the (　　).

    A. left brachiocephalic vein　　　　　　B. left pulmonary vein

    C. left bronchial vein　　　　　　　　　D. right pulmonary artery

    E. right superior intercostal vein

    77. In the midregion of the thorax the thoracic duct lies immediately posterior to (　　).

    A. aorta　　　　　　　B. azygos vein　　　　　　C. esophagus

    D. superior vena cava　　E. trachea

（杜建颖）

第四章

腹　部

第一节　腹前外侧壁

一、学习要求

（1）熟悉腹部的主要体表标志及腹内脏器在腹前壁各区的体表投影。

（2）掌握腹前外侧壁浅筋膜的结构、特点及其临床意义。

（3）掌握腹前外侧壁三层扁平肌的结构特点及其临床意义。

（4）掌握腹直肌及腹直肌鞘的结构特点及其临床意义。

（5）掌握腹部常用手术切口的层次与解剖学特点。

（6）掌握腹股沟区的层次特点、腹股沟管和腹股沟三角的组成及其特点；掌握腹股沟斜疝与直疝的解剖学鉴别要点。

二、概述

1. 腹前外侧壁

腹前外侧壁有保护、支持腹腔脏器及产生腹压等作用。因腹前壁平坦且富伸展性，开腹后显露的范围较大，所以，绝大部分开腹手术均经腹前壁入路。腹前外侧壁有六层，可分为浅层结构和深层结构。浅层结构包括皮肤、浅筋膜、浅层的血管与神经等；深层结构包括深筋膜、肌层、腹横筋膜、腹膜外筋膜和壁腹膜以及深层的血管与神经等。常用手术切口：纵切口、斜切口、横切口。

2. 腹股沟区

腹股沟区为下腹部两侧的三角形区域，其内侧界为腹直肌外侧缘，上界为髂前上棘至腹直肌外侧缘的水平线，下界为腹股沟韧带。此区在解剖结构上有其特点，形成腹股沟管与海氏三角。

腹股沟管：位于腹股沟韧带内侧半的上方，是由外上方向内下方斜行的肌肉筋膜间裂隙，长 4～5 cm，内有精索（男）或子宫圆韧带（女）通过，腹股沟斜疝即由此突出。

腹股沟三角（海氏三角）：由腹壁下动脉、腹直肌外侧缘和腹股沟韧带内侧半围成的三角形区域，是腹前外侧壁的一个薄弱区，腹股沟直疝即由此突出。

三、解剖方法及观察

(一)腹前外侧壁

1. 尸位

尸体取仰卧位。

2. 摸认体表标志(活体触摸)

有剑突、肋弓、耻骨联合、耻骨结节、髂前上棘、腹股沟、髂嵴。

3. 皮肤切口及翻皮

从剑突至耻骨联合上缘(向下经脐左侧绕脐),从剑突沿两侧肋弓至腋后线做切口,从耻骨联合沿腹股沟向外侧至髂前上棘,并继续沿髂嵴切至腋后线的延长线。自前正中线向外侧翻皮,直至腋后线的延长线,显露浅筋膜。

4. 解剖腹前外侧壁浅层结构

(1)解剖及辨认 Camper's 筋膜和 Scarpa's 筋膜 从髂前上棘水平向前正中线横行作一个长约 10 cm 的水平切口,切开浅筋膜,深度至腹外斜肌腱膜浅面为止。用刀柄钝性剥离浅筋膜与腹外斜肌腱膜。注意辨认 Camper's 筋膜与 Scarpa's 筋膜,浅面脂性组织即为 Camper's 筋膜,富含脂肪。深面呈膜样一层结构即为 Scarpa's 筋膜。此时,刀柄向内侧方向推进,至不能通过腹白线,转向下探查,于腹股沟韧带下方 1.5 cm 水平受阻,因为此处 Scarpa's 筋膜与大腿阔筋膜愈着。最后向耻骨嵴方向探查,手指可通过耻骨嵴表面进入阴囊肉膜深面,说明此处没有愈着点,Scarpa's 筋膜与阴囊肉膜和会阴浅筋膜相连续。

(2)寻找并观察腹前外侧壁的浅血管 清除 Camper 筋膜,在下腹部浅筋膜的浅、深两层之间找出腹壁的浅血管。与髂前上棘与耻骨结节连线中点下方 1.5 cm 附近,寻找由股动脉发出的旋髂浅动脉和腹壁浅动脉。前者沿腹股沟韧带斜向外上分布于髂前上棘附近,后者垂直上行至脐平面。在上述浅动脉外侧 1~2 cm 范围内的浅筋膜浅层(Camper筋膜)中可找到同名浅静脉。在脐周看到的静脉为脐周静脉网,其向上汇合成胸腹壁静脉,向下与腹壁浅静脉连接,注入大隐静脉。

(3)寻找肋间神经皮支 在前正中线旁找出 2~3 支肋间神经的前皮支,并在腋中线的附近找出 2~3 支肋间神经的外侧皮支。在耻骨连合的外上方找到髂腹下神经的皮支。以上结构观察完毕,切除全部浅筋膜,显露腹前外侧壁肌层(尽可能保留神经和血管的分支)。

5. 解剖腹前外侧壁的肌肉和肌间血管、神经

(1)观察腹外斜肌 修洁表面的浅筋膜,观察呈锯齿状的腹外斜肌肌纤维方向及移行为腱膜的位置,腹外斜肌腱膜向内至腹直肌的前面,参与构成腹直肌鞘的前层,至腹前正中线终于白线。注意腹外斜肌肌腹与腱膜的移行部位。修洁腱膜下缘,确认附于髂前上棘与耻骨结节之间的腹股沟韧带。

(2)"开窗"显露腹壁三层扁肌 平肋缘和髂嵴作相互平行的横切口,在腋前线前适当部位切断腹外斜肌及腱膜,将此肌及腱膜翻向腋后线。逐层显露腹内斜肌和腹横肌,以同样的方法,切断腹内斜肌和腹横肌,翻向腋后线。

观察腹内斜肌与腹横肌,两肌下缘纤维均呈弓状,越过精索上方走向内侧,在腹直肌外侧缘附近呈腱性融合,构成腹股沟镰。两肌下缘的部分纤维及其筋膜还沿精索向下延伸,共同形成提睾肌。约在髂前上棘内侧 2.5 cm 处,于腹内斜肌表面,找出髂腹下神经,并修洁至其穿出腹外斜肌腱膜处。在腹股沟管内精索的前上方找出髂腹股沟神经,它随精索穿出腹股沟管浅环。该神经纤细注意不要折断。

6. 解剖腹直肌鞘

从上向下修洁腹前正中线上的浅筋膜,显露腹白线,观察脐上、脐下的宽度差别;辨明半月线,注意鞘的范围,上、下端附着点。修洁腹直肌鞘前层表面的浅筋膜,沿一侧腹直肌鞘前层的中线自上而下纵行或"工"形切开鞘的前层,分离前层与腹直肌并向两侧翻开前层显露腹直肌,观察腱划,腱划与腹直肌鞘前层紧密地愈着,手术切开腹直肌鞘前层时,在腱划处应注意止血。观察腹直肌的起、止点和肌纤维的走向。钝性游离腹直肌的内、外侧缘。提起肌的内侧缘,将腹直肌向外侧拉,注意鞘的后层与肌没有腱划愈着,仔细观察鞘的后层及腹壁上、下血管。平脐横断腹直肌并翻向上下方,暴露腹直肌鞘后层,在腹直肌与鞘的后层之间找出自上而下排列的腹壁上、下动脉及其伴行静脉,追踪它们的来源,注意相互之间的吻合。腹壁下动脉,在近腹股沟韧带处起自髂外动脉,经腹股沟管深环内侧向内上方斜行,于腹直肌鞘后层的弓状线附近进入腹直肌鞘,其体表投影在腹股沟韧带中点稍内方与脐的连线上。临床上做腹腔穿刺时,应在此连线的外上方进行,以避免损伤该动脉。在脐下 4～5 cm 处,辨认鞘后层的游离下缘即弓状线,确认线以下为增厚的腹横筋膜。

7. 腹股沟区(腹股沟管、腹股沟三角)解剖与观察

(1)观察腹外斜肌腱膜和腹股沟管前壁 自外上向内下仔细清除腹外斜肌腱膜表面较薄的深筋膜,边清除边观察腱膜纤维的走向,在耻骨结节外上方解剖出腹外斜肌腱膜形成的腹股沟管浅环,腹外斜肌腱膜在此延续为精索外筋膜。在耻骨嵴外上方,修洁男性精索与女性子宫圆韧带穿出腹外斜肌腱膜处的腹股沟管浅环,观察其形态、内侧脚、外侧脚以及脚间纤维。勿伤及浅环及精索,沿精索剥开部分精索外筋膜。提起精索,在后方观察外侧脚的纤维经过精索的深面向内上方织入腹直肌鞘前层形成反转韧带。

(2)解剖腹股沟管前壁 在髂前上棘至腹直肌外侧缘做一个水平切口,再沿腹直肌鞘外侧缘向下至腹股沟管浅环内侧脚的内侧切开腹外斜肌腱膜,注意不要破坏浅环,然后将三角形的腱膜片翻向外下方,打开腹股沟管前壁,显露管内的精索或子宫圆韧带。

(3)观察腹股沟管上壁 于精索稍上方找到髂腹下神经,沿精索前外侧寻找髂腹股沟神经。腹内斜肌与腹横肌下缘呈弓形跨过精索,构成腹股沟管上壁,仔细观察腹内斜肌有部分纤维沿精索延续形成提睾肌(也有部分腹横肌纤维参与)。

(4)观察腹股沟管下壁和后壁 游离并提起精索,可见构成腹股沟管下壁的腹股沟韧带和后壁的腹横筋膜。后壁的内侧份有腹内斜肌腱膜和腹横肌腱膜会合形成腹股沟镰,绕至精索或子宫圆韧带的后方,止于耻骨梳内侧份,成为加强后壁的一部分。

(5)探查腹股沟管深环 腹股沟管深环体表投影在腹股沟韧带中点上方约一横指

处,由腹横筋膜向外突出而成,其解剖在打开腹腔后完成。提起精索,见精索自腹横筋膜深处顶突腹横筋膜进入腹股沟管,此即腹股沟管深环。在深环处,一手用刀柄向腹腔施压,另一手指伸入腹腔,在腹前壁内面感受深环的位置,验证其正对着腹股沟外侧窝,翻开腹前壁,切开此窝周围的壁腹膜,暴露输精管及其伴行结构,小心清理深环口,观察其形态后,用探针顺输精管插入精索(勿损伤腹横筋膜),另一手在外面感受此探针在精索内的情况,验证腹横筋膜包裹输精管及其伴行结构形成精索内筋膜。

(6)腹股沟三角(海氏三角) 腹壁下动脉与腹直肌外侧缘和腹股沟韧带内侧半围成的三角形区域即腹股沟三角。此三角的浅面为腹外斜肌腱膜,深面为腹股沟镰和腹横筋膜。

四、临床联系

(一)常用腹部手术切口

腹腔和盆腔内脏器的许多疾病需要手术治疗,腹前外侧壁是理想的手术入路。选择手术切口的原则:一是便于顺利暴露病变部位;二是便于延长手术切口;三是尽量减少对腹壁组织的损伤(神经、血管、肌肉),以利于手术后切口的愈合。常用的腹部手术切口有以下几种。

1. 纵切口

(1)正中切口 这是沿腹白线所作的切口,层次简单,为皮肤、浅筋膜、腹白线、腹横筋膜、腹膜外筋膜、壁腹膜(即进入腹膜腔)。极少损伤肌肉及神经、血管,并可(切口便于)延长。切开时应从左侧绕脐环以免损伤肝圆韧带。

(2)旁正中切口 位于腹前壁正中线外侧2~3 cm处,与正中线平行。经过层次为:皮肤、浅筋膜、腹直肌鞘前层、腹直肌、腹直肌鞘后层(弓状线以下没有此层)、腹横筋膜、腹膜外筋膜、壁腹膜(即进入腹膜腔)。切开腹直肌鞘前层,拉腹直肌向外,切开鞘的后层再依次进入腹膜腔。

(3)经腹直肌切口 距正中线3~5 cm(其切口层次同旁正中切口)。切开腹直肌鞘前层,切断腹直肌腱划,刀柄钝性分离腹直肌,层次余同旁正中切口,切开鞘的后层再依次进入腹膜腔。

2. 斜切口

(1)肋缘下切口 从剑突下开始,沿在肋缘下约2.5 cm处与肋缘平行切开,需完全切断腹直肌,对神经和血管的损伤较大,常用于胆道、肝脏和脾等手术。

(2)麦氏(Mc Burney)切口 为经典的阑尾切除手术切口。切口为脐与右髂前上棘连线的中、外1/3交点的垂直线上。切口长度6~8 cm,1/3在交点的上方,2/3在交点的下方。因切口方向与神经、血管走向平行,一般不易损伤,但应注意保护髂腹下神经。此切口显露手术野的范围小,不利于扩大延长,常用于比较确定的阑尾炎手术。

3. 横切口

切开腹直肌鞘前层,切断腹直肌,再切开鞘的后层,必要时切口可向两侧延长。注意切断腹直肌时,应取肌腹处而勿切腱划处,以免损伤腱划内的神经及腹壁上、下血管的分支,注意保护腹壁上、下血管。

(二)腹股沟疝

腹股沟区较为薄弱,原因如下。①腹外斜肌在此移行为较薄的腱膜,且在其下方形成一个裂口(腹股沟管浅环);②腹内斜肌与腹横肌的下缘未达到腹股沟韧带的内侧部,因而该部没有肌肉遮盖;③有精索或子宫圆韧带通过腹股沟管而形成潜在的裂隙。另外,人直立时,腹股沟区所承受的腹内压力比平卧时约高三倍。由于以上解剖、生理特点,故腹壁疝、腹股沟疝多发生于此区。

腹股沟斜疝:解剖特点是从腹壁下动脉外侧,为腹腔内容物从腹股沟外侧窝处连同壁腹膜经腹股沟管深环突出。由于右侧睾丸下降较左侧迟,先天性的腹股沟斜疝多发生于右侧。当腹股沟区肌肉发育不良,腹内斜肌和腹横肌弓状下缘过高或长期腹内压增加时,容易发生疝。

腹股沟直疝:特点是从腹壁下动脉的内侧,为腹腔内容物从腹股沟内侧窝处连同壁腹膜经腹股沟三角突出,一般不经腹股沟管浅环进入阴囊。

辨别腹股沟斜疝与直疝的标志:当疝的内容物还纳入腹腔后,按压腹股沟管深环处,让病人增加腹压,不复出现突出者为斜疝,反之则为直疝;疝囊颈在腹壁下动脉的外侧者为斜疝,反之则为直疝。

腹股沟斜疝修补术的解剖学基础:疝的外科治疗原则是加强腹股沟管各壁的坚韧性,全面加强或恢复腹股沟管的功能,消灭疝的存在。掌握腹股沟区的局部应用解剖是决定外科手术治疗腹股沟疝和顺利完成手术过程的关键要素。腹股沟斜疝手术常在腹股沟韧带内侧半上方一横指处做与之平行的斜切口。由浅入深切开皮肤、浅筋膜、腹外斜肌腱膜、提睾肌、精索内筋膜,腹膜外筋膜至疝囊壁(即腹膜壁)。手术中应注意如下事项。

(1)在做疝修补术应注意勿损伤股血管(位于腔隙韧带外侧和耻骨梳韧带的前方)。

(2)当切开疝囊颈以解除嵌顿时,斜疝应向外侧做切口松开疝囊颈(腹壁下动脉在腹股沟管深环的内侧)。

(3)当剥离疝囊和修补腹股沟管时,应注意勿损伤髂腹下神经和髂腹股沟神经,以免术后引起肌萎缩和神经分布区皮肤麻木。

五、复习思考题

(一)名词解释

1. Camper 筋膜
2. 腹股沟管
3. 腹股沟三角
4. 腹白线
5. 半环线

（二）单项选择题

1. 关于腹部浅筋膜的叙述，下列哪项是正确的？（　　　）

A. 在脐平面以上可以分为2层　　　　　B. 在脐平面以下2层融合成1层

C. 浅层称 Scarpa 筋膜　　　　　　　　D. 膜样层向下附着于耻骨联合上缘

E. 膜性层在中线处附于白线

2. 腹前壁下半部的浅动脉是（　　　）。

A. 腹壁下浅动脉　　　　　　　　　　　B. 腹壁深动脉的浅支

C. 旋髂深动脉的浅支　　　　　　　　　D. 腹壁浅动脉

E. 阴部外动脉

3. 关于腹直肌鞘的叙述，下列哪项是正确的？（　　　）

A. 左、右腹直肌鞘是相通的

B. 鞘外侧缘构成弓状线

C. 鞘的前层是腹外斜肌腱膜

D. 鞘的前、后层在正中线融合形成（腹）白线

E. 鞘的后层是腹内斜肌腱膜

4. 关于腹股沟韧带的叙述，下列哪项是正确的？（　　　）

A. 内侧端一小部分纤维形成腔隙韧带

B. 两端附于耻骨结节和髂前下棘

C. 腹内外斜肌腱膜融合而成

D. 附着于耻骨联合上缘的纤维称为联合腱

E. 参与构成腹股沟管的后壁

5. 从解剖学上分析腹股沟区薄弱的主要原因是（　　　）。

A. 腹外斜肌在此处移行为较薄弱的腱膜

B. 腹内斜肌在此处全部移行为薄弱的腱膜

C. 腹横肌在此处全部移行为薄弱的腱膜

D. 腹横筋膜延续为精索内筋膜

E. 壁腹膜形成纵行的皱襞

6. 腹股沟三角的边界是（　　　）。

A. 腹股沟韧带、缝匠肌内侧缘和长收肌外侧缘

B. 腹股沟韧带、腹直肌外侧缘和髂前上棘至脐的连线

C. 腹壁下动脉、腹直肌外侧缘和腹股沟韧带内侧半

D. 腹股沟韧带、腹壁下动脉和腹直肌的内侧缘

E. 腹股沟韧带、半月线和髂前上棘至脐的连线

7. 腹股沟管的下壁是（　　　）。

A. 腹直肌　　　　　　　B. 腹外斜肌　　　　　　　C. 腹内斜肌

D. 腹股沟韧带　　　　　E. 腹横肌

8. 通过腹股沟管的神经是（　　　）。

A. 生殖股神经的股支
B. 髂腹下神经
C. 闭孔神经的生殖支
D. 阴部神经的生殖支
E. 髂腹股沟神经

9. 关于腹股沟韧带的叙述,下列哪项是正确的?(　　)
A. 由腹内、外斜肌腱膜反折形成
B. 由腹内斜肌腱膜反折形成
C. 内侧端附着于耻骨梳
D. 外侧端附着于髂前上棘
E. 形成股血管鞘的前壁

10. 关于腹直肌鞘正确的是(　　)。
A. 只包被腹直肌
B. 有 3～4 条腱划
C. 外缘处两层融合形成弓状线
D. 在不同平面鞘的构成有差异
E. 半月线以下后鞘缺如

11. 麦氏切口的层次不经过(　　)。
A. 腹横筋膜
B. Scarpa 筋膜
C. 腹直肌鞘前层
D. 腹外斜肌腱膜
E. Camper 筋膜

12. 腹外斜肌腱膜形成的结构不包括(　　)。
A. 反转韧带
B. 凹间韧带
C. 腔隙韧带
D. 腹股沟韧带
E. 耻骨梳韧带

13. 腹股沟直疝突出的部位是(　　)。
A. 腹股沟管深环
B. 股环
C. 腹股沟三角
D. 隐静脉裂孔
E. 腹股沟外侧窝

14. 下列关于腹股沟镰的描述正确的是(　　)。
A. 止于耻骨联合
B. 组成腹股沟管后壁
C. 组成腹股沟管前壁
D. 由腹横肌形成
E. 由腹内斜肌形成

15. 对神经、血管损伤最小的腹壁切口是(　　)。
A. 横切口
B. 经腹直肌切口
C. 旁正中切口
D. 正中切口
E. 斜切口

16. Scarpa 筋膜存在于(　　)。
A. 腹直肌鞘后层下部
B. 腹内斜肌浅面
C. 腹横肌深面
D. 脐平面以下浅筋膜深层
E. 即腹外斜肌腱膜

17. A medical student was asked by her preceptor to palpate the margin of the superficial inguinal ring of a healthy male patient. After passing her finger down the edge of the medial crus of the superficial inguinal ring, she felt a bony protuberance deep to the medial edge of the spermatic cord, which she correctly identified as the (　　).
A. pecten pubis
B. pubic symphysis
C. pubic tubercle
D. iliopubic eminence
E. iliopectineal line

18. Surgical approaches to the abdomen, sometimes necessitate a midline incision

between the two rectus sheaths，i. e.，through the (   ).

    A. linea aspera   B. linea alba   C. semilunar line

    D. iliopectineal line   E. arcuate line

    19. Which structure passes through the deep inguinal ring? (   )

    A. round ligament of the uterus   B. ilioinguinal nerve

    C. iliohypogastric nerve   D. inferior epigastric artery

    E. medial umbilical ligament

    20. The usual location for an appendectomy incision is the (   ).

    A. left lower quadrant   B. right lower quadrant

    C. left upper quadrant   D. right upper quadrant

    E. all of the above

    21. The inferior border of the rectus sheath posteriorly is called the (   ).

    A. arcuate line   B. falx inguinalis

    C. inguinal ligament   D. internal inguinal ring

    E. linea alba

    22. An obstetrician decides to do a Caesarean section on a 25-year-old pregnant woman. A transverse suprapubic incision is chosen for that purpose. All of the following abdominal wall layers will be encountered during the incision EXCEPT (   ).

    A. anterior rectus sheath   B. rectus abdominis muscle

    C. skin and subcutaneous tissue   D. posterior rectus sheath

    E. transversalis fascia，extraperitoneal fat，and peritoneum

    23. During your peer presentation of the inguinal region dissection，you would indicate the position of the deep inguinal ring to be (   ).

    A. above the anterior superior iliac spine

    B. above the pubic tubercle

    C. above the midpoint of the inguinal ligament

    D. in the supravesical fossa

    E. medial to the inferior epigastric artery

（李　芳）

第二节　腹膜、腹膜腔与结肠上区

一、学习要求

（1）掌握腹膜及其形成结构的位置、构成，腹膜腔各区重要间隙位置、界壁及临床意义。掌握腹膜与腹腔、盆腔脏器的关系及临床意义。

(2) 掌握胃的位置、形态、毗邻、血供、淋巴回流及神经支配。

(3) 掌握肝的位置、毗邻、韧带及体表投影；肝门的位置、肝蒂构成及主要结构的位置排列关系。

(4) 掌握肝内管道系统的功能、组成；掌握肝段的概念，肝叶、肝段的划分法及临床意义。

(5) 掌握肝外胆道的组成，胆囊的位置、毗邻，胆囊三角的境界及临床意义，胆总管分段及各段的主要毗邻及临床意义。

(6) 掌握十二指肠的位置、形态、毗邻与分部，十二指肠悬韧带的位置与临床意义。

(7) 掌握胰的位置、形态、分部及各部毗邻。

(8) 掌握脾的位置、毗邻。了解脾血管的行程、分支及各韧带的配布。

二、概述

(一) 腹膜

腹膜是全身最大、最复杂的浆膜，包括脏腹膜和壁腹膜。脏腹膜覆盖于腹腔、盆腔脏器表面，壁腹膜衬于腹壁、盆壁内面及膈的下面。根据腹膜覆盖范围不同，可将腹腔与盆腔脏器分为腹膜内位、间位及外位器官。腹膜在由体壁移行至脏器表面或由一个脏器移行至另一脏器的过程中，常形成网膜、系膜、韧带、隐窝、陷凹等结构。

(二) 腹膜腔

腹膜腔是脏、壁腹膜相互延续形成的潜在性浆膜腔。男性腹膜腔密闭，女性腹膜腔通过输卵管漏斗末端的腹腔口与外界相通。腹膜腔包括大、小腹膜腔。小腹膜腔又称网膜囊，位于胃和小网膜后方。大腹膜腔即网膜囊以外的腹膜腔，借网膜孔与小腹膜腔相互交通。

(三) 结肠上区

以横结肠及其系膜为界可将腹膜腔分为结肠上区与结肠下区。结肠上区是位于横结肠及其系膜与膈之间的间隙，包括膈下间隙、胃、十二指肠、胰、脾、肝及肝外胆道等器官，其中膈下间隙以肝为界可分为肝上间隙与肝下间隙，发生在这些间隙的脓肿均称为膈下脓肿。

结肠上区集中食管腹段、胃、肝、肝外胆道、脾及十二指肠上部等诸多重要脏器，临床上该区域脏器发生炎症、肿瘤及外伤等病变情况非常多见，掌握这些器官的解剖位置有助于理解相关临床症状。

三、解剖方法及观察

(一) 腹膜及腹膜腔

1. 尸位

尸体取仰卧位。

2. 皮肤切口

沿着两侧胸前外侧壁腋后线切口延长线向下切开腹前外侧壁及壁腹膜一直到髂嵴水平,切断膈肌在胸前外侧壁内面的附着处,将胸廓的前部连同腹前外侧壁一起整片向下翻开。切至脐部时注意观察肝圆韧带与脐的关系,保留脐在肝圆韧带上。

3. 探查腹膜腔、原位观察上腹部脏器

打开腹膜腔,可见肝左叶、胃前壁及覆盖于肠袢表面的大网膜,注意原位观察腹膜及其形成物。

(1)肝位于右季肋区、腹上区和左季肋区。向上翻起膈,可见肝脏借冠状韧带及镰状韧带连于膈与腹前外侧壁,以镰状韧带为界可将肝脏分为左、右两叶。肝左叶较薄,自腹上区达左季肋区。肝右叶较厚,主要位于右季肋区及腹上区。将肝右叶向上翻起,可见胆囊底突出于肝右叶前缘。

(2)胃位于腹上区和左季肋区,在肝的左下方。胃的右上缘(即胃小弯)附有小网膜,左下缘(即胃大弯)附有大网膜;胃的上端借贲门在肝左叶后缘处连于食管腹部,下端则借幽门在肝右叶下方续于十二指肠上部。十二指肠与胰的位置较深,在腹膜后隙进行观察。

(3)脾位于左季肋区,借胃脾韧带、脾肾韧带分别与胃及左肾相连。脾的膈面邻膈,脾门位于脏面中央,与胰尾相接。脾的前上方邻接胃底,后下方贴靠左肾及左肾上腺,下方邻于结肠左曲。

4. 腹膜形成物观察

(1)网膜 连于胃大、小弯的腹膜,包括大网膜和小网膜。大网膜连于胃大弯、十二指肠起始部及横结肠之间,形似围裙,覆盖于横结肠、空肠、回肠前方;提起大网膜的游离下缘并向上翻起,可见其附于横结肠并向上移行为横结肠系膜,进而向上延续为腹后壁的壁层腹膜。由于胃大弯与横结肠之间的网膜下部与横结肠愈着,特称该部分网膜为胃结肠韧带。将肝向上推,观察位于肝门与胃小弯、十二指肠上部之间的小网膜。根据所连部位,将连于肝门与胃小弯之间的小网膜左侧部分称为肝胃韧带,称连于肝门右端与十二指肠上部的小网膜右侧部分为肝十二指肠韧带。

(2)网膜孔 位于肝十二指肠韧带后方,左手食指可从该韧带后方向左伸入网膜孔并探查其边界:上面是肝尾状叶,下面为十二指肠上部,前方是肝十二指肠韧带,后方为下腔静脉及其前面的壁腹膜。肝十二指肠韧带内有胆总管、肝固有动脉和肝门静脉通过。胆总管位于韧带右缘,肝固有动脉居胆总管左侧,肝门静脉在二者后方。沿胃大弯下方1~2 cm处剪开胃结肠韧带,注意保护沿胃大弯走行的胃网膜左、右动脉。将右手慢慢探入网膜囊,探查网膜囊的前、后、上、下、左侧及右侧界。网膜囊上壁为肝尾叶及膈下面的腹膜;下壁为大网膜前、后叶的反折部;前壁由上向下依次是小网膜、胃后壁腹膜及胃结肠韧带;后壁由下自上依次为横结肠、横结肠系膜及覆盖在胰、左肾、左肾上腺等处的腹膜。网膜囊的左界为胃脾韧带,右侧借网膜孔与大腹膜腔相通。

(3)系膜 由脏、壁腹膜形成,可固定脏器(主要是肠管)于腹壁、盆壁的双层腹膜结构。提起小肠袢,观察从第2腰椎左侧斜向右下方至右骶髂关节前方的肠系膜根。提起横结肠,观察走行于横结肠系膜内的中结肠动脉。提起乙状结肠,可观察到乙状结肠系膜根附于左髂窝与盆腔左后壁。在右髂窝处找到盲肠,阑尾根部常附于盲肠的后内侧壁,其远端游离。向上提起阑尾,可见三角形的阑尾系膜,观察位于系膜游离缘处的阑尾血管。

(4)韧带 将膈向上翻起,在肝的膈面以手触摸呈冠状位走行的冠状韧带及左、右三角韧带,观察纵向走行的镰状韧带以及其游离缘内的肝圆韧带。将胃向右牵拉,探查连于胃底与脾门之间的胃脾韧带,脾门与左肾前面之间的脾肾韧带。将横结肠向上翻起,寻找位于空肠起点左侧与横结肠系膜根之间的十二指肠悬韧带。

(5)膈下间隙 向上翻起膈,将手伸入肝右叶与膈之间,探查位于镰状韧带与右冠状韧带之间的右肝上间隙。手伸入镰状韧带左侧,探查位于左冠状韧带与镰状韧带之间的左肝上间隙。将肝的下缘与肋弓一并向上提起,探查位于小网膜右侧、肝右叶下方的右肝下间隙(即肝肾隐窝),再探查位于小网膜前方的左肝下前间隙及位于小网膜后方的左肝下后间隙(即网膜囊)。膈下腹膜外间隙位于肝裸区与膈之间,可在离体肝上进行观察。

(6)肠系膜窦、结肠旁沟、腹膜隐窝 将空、回肠及其系膜推向左侧,观察由肠系膜根与升结肠、横结肠及其系膜的右半部之间围成的三角形间隙,即右肠系膜窦。将小肠全部推向右侧,观察由肠系膜根、横结肠及其系膜的左半部、降结肠与乙状结肠及其系膜围成的左肠系膜窦,该窦可沿乙状结肠系膜根通向盆腔。在升、降结肠外侧观察左、右结肠旁沟,探查其向上及向下的通连关系。

(7)陷凹 腹膜在男性的直肠与膀胱之间可形成直肠膀胱陷凹;在女性的直肠与子宫之间可形成直肠子宫陷凹,在子宫与膀胱之间形成膀胱子宫陷凹。

(8)腹前外侧壁壁腹膜 观察翻开的腹前外侧壁前份,观察位于最内层的腹膜壁层,其向上续于膈下腹膜,向下续于盆腔内腹膜。脐平面以下,腹前外侧壁的壁腹膜常形成5条皱襞与3对浅窝,5条皱襞分别是位于脐正中襞及其两侧的脐内、外侧襞;3对浅窝分别位于脐正中襞与脐内侧襞之间的膀胱上窝,脐外侧襞内,外侧的腹股沟内、外侧窝。

5. 中、下腹部脏器观察

前面已述的大网膜自胃大弯及十二指肠起始部向下可悬垂至骨盆上口处,覆盖在大、小肠的表面。将大网膜游离端向上翻起,暴露位于中下腹部的脏器。

(1)小肠 位于腹腔左上部的肠管主要是空肠,肠袢多横行走向,其上端在第2腰椎体左侧借十二指肠空肠曲与十二指肠连接;回肠主要位于腹腔右下部,小部分可垂至盆腔,肠袢多呈纵向走行,末端与盲肠相连。将肠袢向上提起,可见空、回肠借由腹膜形成的肠系膜固定于腹后壁。

(2)大肠 盲肠位于右髂窝,向上续于升结肠,是大肠的起始部,其后内侧壁常附有阑尾。升结肠位于右侧腹后壁,一般无系膜,上行至肝右叶下面,转向左前下方形成结肠右曲,向左横行续于横结肠。向上提起横结肠并观察其附于腹后壁的系膜,横结肠向左在脾的下方折转形成结肠左曲并向下续于降结肠。降结肠沿腹后壁左侧下行,在左髂嵴处续于乙状结肠,无系膜。乙状结肠借系膜固定于盆壁,跨骨盆上口下行入盆腔,在第3骶椎平面续于直肠。直肠位于骶骨前方,向下连接肛管并终止于肛门。

(二)结肠上区

1. 尸位

尸体取仰卧位。

2. 解剖胃的血管、淋巴及神经

（1）暴露小网膜　　向上翻起肝前缘，尽可能暴露小网膜。

（2）寻认胃小弯处的血管及淋巴结　　在胃小弯中份小心剖开小网膜，寻认胃左动脉及其伴行的胃左静脉，沿胃小弯向左上方修洁这两条血管至贲门处，观察胃左动脉发出的食管分支，寻认沿胃左动脉分布的胃左淋巴结。尽量向下牵拉胃，从贲门处继续解剖胃左动脉至网膜囊后壁，追寻至其从腹腔干发出为止并观察其周围的腹腔淋巴结。修洁胃左静脉，可见该静脉经腹腔干的前方向右下注入肝门静脉。沿胃小弯向右剖出胃右动、静脉及其伴行的胃右淋巴结。在胃幽门上缘追踪胃右动脉至发出该分支的肝固有动脉或肝总动脉。

（3）寻认胃大弯处的血管及淋巴结　　在胃大弯下方约 1 cm 处解剖出胃网膜左、右动静脉。向右修洁胃网膜右动脉至幽门下方发出该分支的胃十二指肠动脉，观察其周围的淋巴结。向左清理胃网膜左动脉至其发自脾门处，辨认其周围的胃网膜左淋巴结。在脾门处找到胃脾韧带，解剖其深面的胃短动脉，该动脉通常由脾动脉发出，向上经胃脾韧带分布于胃底。

（4）寻认迷走神经前、后干　　仔细寻认并分离位于食管下端、贲门前方浆膜下的迷走神经前干及其分支（肝支和胃前支）。肝支多为 1~2 支，向右进入肝丛。沿胃小弯侧两层小网膜之间追踪胃前支，沿途发出数条胃壁支随胃左动脉分支分布于胃前壁，最后在角切迹处形成"鸦爪"形分支，分布于幽门部的前壁。将胃小弯拉向前下方，在食管下端与贲门后方解剖迷走神经后干及其分支（腹腔支与胃后支）。腹腔支向右加入腹腔丛，此处暂不解剖；胃后支常与胃左动脉分支伴行分布于胃后壁，最后以"鸦爪"形分支分布于幽门部后壁。

3. 解剖腹腔干

腹腔干位于主动脉裂孔稍下方的腹主动脉前壁，很短，很快分为胃左动脉、肝总动脉和脾动脉。将胃向上翻起，充分暴露网膜囊后壁。在网膜孔下方找到肝总动脉并解剖其分支，沿肝总动脉在胰的上缘向左寻找腹腔干。注意在解剖相应动脉时观察它们与腹腔干的关系。

4. 解剖肝十二指肠韧带及肝外胆道

（1）解剖肝十二指肠韧带　　纵行剖开肝十二指肠韧带，逐一清理位于其深面的三大结构（即位于韧带游离右缘的胆总管、胆总管左侧的肝固有动脉及二者后方的肝门静脉）。向上修洁上述三大结构至位于肝门处的左右分支。胆总管由肝总管与胆囊管汇合而成，注意区分胆囊管、胆总管与肝总管。胆囊管水平以上为肝总管，修洁肝总管至肝左、右管分支处。

（2）解剖肝外胆道　　肝外胆道包括肝左右管、肝总管、胆囊与胆总管。观察胆囊及胆囊三角，在三角内寻认胆囊动脉，并追踪观察其是否发自肝右动脉。胆总管起始段位于肝十二指肠韧带内。撕去覆盖于十二指肠降部的腹膜，向左翻起十二指肠降部，可见胆总管位于十二指肠上部的后方，在胰头与十二指肠降部之间下行，从十二指肠降部的内侧穿入十二指肠。

5. 解剖胰、十二指肠上半部及脾的血管神经

胰头与十二指肠及脾的解剖关系密切。胰头被十二指肠包绕,胰尾与脾相连。注意对三者的位置关系进行观察。

(1)解剖胰、十二指肠周围血管 腹腔干在十二指肠上部的后方发出胃十二指肠动脉,该动脉向下在幽门下缘处分为两支。较粗的胃网膜右动脉,经幽门下方沿大网膜前二层之间走向左侧,该动脉与脾动脉分支胃网膜左动脉相吻合;另一支为胰十二指肠上动脉,向下走行于胰头与十二指肠降部之间的沟内,观察该动脉向两侧发出分支供应至胰头与十二指肠上半部的分布情况。

(2)解剖脾的血管 自腹腔干向左清理脾动脉,该动脉沿着胰上缘向左弯曲前行,沿途分支分布至胰腺。脾静脉走行于其后下方,管径比脾动脉粗大且直。脾静脉沿途收集胃短静脉、胃网膜左静脉、肠系膜下静脉等处的静脉血。在胰颈后方观察肝门静脉由脾静脉、肠系膜上下静脉汇合的方式。向左继续追查此动脉至脾门附近,观察脾门淋巴结的分布。

(3)观察腹腔神经丛 追踪肝总动脉或脾动脉至腹腔干,观察其周围的神经丛(即腹腔神经丛),尽量予以保留。

四、临床联系

1. 网膜孔在外科手术中的作用

肝十二指肠韧带构成网膜孔的前界,其内有三个重要结构,分别是右前方的胆总管、左前方的肝固有动脉及位于二者后方的肝门静脉。当肝脏发生外伤性破裂或肝脏手术过程中发生大出血等,手术者可将手指伸至网膜孔内,捏住其前方肝十二指肠韧带左缘,压迫肝固有动脉以达到临时性止血的目的。由于胆总管十二指肠上段位于网膜孔前界的游离右缘,胆总管手术常在此进行,手术时可通过常规穿刺抽胆汁以明确胆总管位置。当炎症粘连导致局部关系不清时,可借助触摸肝固有动脉来间接确定胆总管的位置。

2. 胰、十二指肠及胆总管的关系

胰、十二指肠及胆总管的解剖关系非常密切,了解它们的解剖关系对理解胰头癌的临床症状十分重要。十二指肠呈"C"形围绕胰头的上、右、下三面,部分十二指肠内侧壁被包埋在胰腺组织内。当胰头肿瘤较大时,可使十二指肠变形,甚至压迫十二指肠引起肠梗阻。另外,胰头后方有下腔静脉及胆总管,胰头癌时可压迫这些管道进而出现下肢水肿及梗阻性黄疸。

3. 胃的应用解剖要点

胃大部切除术涉及对营养胃的血管进行结扎,而胃的血液循环非常丰富,了解胃的血供非常必要。以动脉为例,胃的动脉主要是发自腹腔干并沿胃大、小弯走行的两条动脉弓。胃左、右动脉形成胃小弯处的动脉弓,胃网膜左、右动脉则形成胃大弯侧的动脉弓。胃底部通常有胃后动脉供血。行胃大部切除术时,小弯侧切断胃壁的标志是胃左动脉的第1、2分支之间,大弯侧切断点通常在胃网膜左右动脉吻合处的无血管区,两点连线可切除大约50%的胃。由于胃大弯侧的动脉弓有分支至大网膜,手术时应注意从动脉弓内对

血管分支进行切断,以防止因损伤动脉弓而出现大网膜坏死。由于胃后动脉主要供应胃体后壁上部,这些分支对胃大部分切除后的残胃起营养作用,手术过程中应尽量注意给予保护。

4. 肝内管道的相关临床要点

肝内管道可分为肝静脉系统(肝左、中、右静脉)和 Glisson 系统两部分,后者由血管周围的纤维囊包绕肝门静脉、肝动脉及肝管形成。按 Couinaud 分段法,以肝裂及肝静脉在肝内的分布可将肝实质分为八段,这是临床上施行肝脏切除手术的重要依据。肝门静脉起始与终末端均为毛细血管(一端起自于胃、肠等器官内的毛细血管网,另一端终止于肝小叶内的肝血窦),这些解剖结构特点使得肝内、外静脉阻塞时可出现门静脉高压症。由于门静脉及其属支缺乏瓣膜,当门静脉高压形成后,血液可通过门、腔静脉之间的侧支吻合途径(如食管下段静脉丛、直肠静脉丛、脐周静脉网等)进行压力分流,这就解释了为什么门静脉高压症病人往往出现呕血、便血、脐周海蛇头等临床症状。另外门静脉有分流现象,故来自右半结肠的血液可经肠系膜上静脉汇入门静脉,继而经门静脉右支进入到右半肝。而来自脾、左半结肠的血液则经脾静脉、肠系膜下静脉汇入门静脉,后经门静脉左支流入左半肝。鉴于临床上肠道感染多发生在右半结肠,而感染栓子进入门静脉后容易停留在肝内,故由此引发的肝脓肿常以右半肝多见。

五、复习思考题

(一)名词解释

1. 胃床
2. Glisson 系统
3. Calot 三角
4. 第二肝门
5. Treitz 韧带

(二)单项选择题

1. 关于腹膜的叙述,下列哪项是正确的?(   )

A. 腹膜腔即腹腔　　　　　　　　　　B. 腹膜的总面积几乎与皮肤面积相等
C. 腹膜腔完全封闭　　　　　　　　　D. 胆囊属于腹膜内位器官
E. 腹膜内位器官即位于腹腔内的器官

2. 胃脾韧带内有(   )。

A. 胰尾　　　　　　　　B. 脾动脉　　　　　　　　C. 胃短动脉
D. 胃后动脉　　　　　　E. 胃左动脉

3. 关于十二指肠水平部的毗邻,以下哪项正确?(   )

A. 前方为横结肠　　　　　　　　　　B. 后方紧贴右肾门
C. 上方邻接胰头及钩突　　　　　　　D. 下邻肠系膜下动脉根部
E. 肠系膜下动脉起点过高时可压迫水平部而引起十二指肠梗阻

4. 胃的血液供给主要来自（　　　）。

A. 胃左动脉、脾动脉和肝总动脉的分支

B. 胃右动脉、脾动脉和肠系膜上动脉的分支

C. 脾动脉、肝右动脉和胃左动脉的分支

D. 腹腔动脉和肠系膜上动脉的分支

E. 胃十二指肠动脉及肠系膜上动脉的分支

5. 胃后动脉发自（　　　）。

A. 胰动脉　　　　　　　　　B. 脾动脉　　　　　　　　　C. 肝总动脉

D. 胃十二指肠动脉　　　　　E. 肠系膜上动脉

6. 肝门静脉高压不能导致下列哪个静脉丛扩张？（　　　）

A. Retzius 静脉　　　　　　B. 脐周静脉网　　　　　　　C. 直肠静脉丛

D. 食管下段静脉丛　　　　　E. 骶前静脉丛

7. 关于十二指肠降部的毗邻，下列哪项正确？（　　　）

A. 属于腹膜间位　　　　　　　　　B. 前方有横结肠及其系膜跨过

C. 后方邻接左肾上极和肾上腺　　　D. 内侧紧贴肝总管

E. 外邻升结肠上端

8. 关于胆总管的叙述，下列哪项是正确的？（　　　）

A. 由左右肝管合成　　　　　　　　B. 位于肝胃韧带内

C. 全长分为四段　　　　　　　　　D. 第一段位于十二指肠前方

E. 第三段行经胰头的前方

9. 关于膈下间隙的叙述，下列哪项是正确的？（　　　）

A. 包括肝左、右间隙两个部分

B. 位于膈与横结肠及其系膜之间

C. 膈下间隙不包括腹膜外间隙

D. 肝下间隙借镰状韧带分为左右肝下间隙

E. 左肝下前间隙又称为网膜囊

10. 脾肾韧带内有（　　　）。

A. 脾静脉　　　　　　　　　B. 左肾上腺静脉　　　　　　C. 左肾静脉

D. 胃左静脉　　　　　　　　E. 肠系膜下静脉上段

11. 关于肝蒂的结构排列，哪项正确？（　　　）

A. 在肝门处肝门静脉左支在前方

B. 在肝门处肝左、右管位于中间

C. 在肝门处肝左、右静脉在前方

D. 在肝十二指肠韧带内肝门静脉位于胆总管和肝固有动脉的后方

E. 在肝门处肝固有动脉左、右支靠后

12. 下列关于小网膜的叙述，哪项正确？（　　　）

A. 不属于腹膜

B. 连接肝左叶与胃小弯

C. 连接肝右叶与胃小弯

D. 连接膈、肝静脉韧带裂和肝门与胃小弯和十二指肠上部之间的双层腹膜

E. 又称为肝胃韧带

13. 不参与组成肝外胆道的结构是（　　）。

A. 副胰管　　　B. 胆囊　　　C. 胆总管　　　D. 胆囊管　　　E. 肝总管

14. 关于肝的描述，正确的是（　　）。

A. Glisson 系统分布于肝段之间，肝静脉走行于肝段内

B. 肝裂就是在肝脏的叶间和段间内缺乏 Glisson 系统分布的裂隙

C. 肝门静脉汇入下腔静脉

D. 分布于左半肝的迷走肝动脉多起于肝固有动脉

E. 肝静脉行程分支比较恒定

15. 高选择性迷走神经切断术应切断（　　）。

A. 肝支　　　　　　　B. 胃前支　　　　　　　C. "鸦爪"支

D. 腹腔支　　　　　　E. 胃前后支的胃壁分支

16. 某病人患胆道结石（无黄疸），分析阻塞的部位可能在（　　）。

A. 胆囊管　　　　　　B. 左、右肝管　　　　　　C. 肝总管

D. 胆总管　　　　　　E. Vater 壶腹

17. 仰卧位时腹膜腔的最低点是（　　）。

A. 肝肾隐窝　　　　　　B. 左结肠旁沟　　　　　　C. 右结肠旁沟

D. 直肠膀胱陷凹　　　　E. 网膜囊

18. 肝总管（　　）。

A. 上端由胆囊管与肝管汇合而成

B. 下端单独续为胆总管

C. 位于肝胃韧带内

D. 前方有时有肝右动脉或胆囊动脉越过

E. 以上均不对

19. 胰头（　　）。

A. 被十二指肠空肠曲包绕　　　　　　B. 上部有一突出部为钩突

C. 前方有横结肠系膜根越过　　　　　　D. 后面有肠系膜上静脉

E. 后方有右肾及肾上腺

20. 关于网膜囊的描述，下述正确的是（　　）。

A. 又称为左肝下前间隙

B. 位于肝和胃的后方

C. 左侧为膈脾韧带、脾及脾肾韧带

D. 网膜孔上方是肝十二指肠韧带

E. 前壁自上而下依次是小网膜、胃后壁腹膜和大网膜前两层

21. 在肝十二指肠韧带内各结构的位置关系是（　　）。

A. 胆总管位于韧带的游离右缘内　　　　　　B. 门静脉在左前方

C. 肝固有动脉在右前方　　　　　　　　　D. 肝总动脉在右前方

E. 肝静脉在前方

22. 十二指肠大乳头(　　)。

A. 多位于十二指肠降部上段后内侧壁　　　B. 通常只有胆总管开口

C. 只有胰管开口　　　　　　　　　　　　D. 位于十二指肠纵襞上端

E. 上述情况均不对

23. 十二指肠上部前壁发生病变,最易引起粘连的结构是(　　)。

A. 肝方叶　　　　　　　B. 胰头　　　　　　　　C. 胃十二指肠动脉

D. 胆总管　　　　　　　E. 胆囊

24. 食管腹段的动脉主要来自(　　)。

A. 左膈下动脉　　　　　B. 胃左动脉　　　　　　C. 胃短动脉

D. 胃后动脉　　　　　　E. 脾动脉

25. 下列关于脾的叙述,哪项正确?(　　)

A. 位于网膜囊内　　　　　　　　　　　　B. 属腹膜外位器官

C. 脾门与胰尾相邻　　　　　　　　　　　D. 脾动脉主要位于胃脾韧带内

E. 脾有三条韧带与邻近器官相连

26. 出入第一肝门的结构中不含有(　　)。

A. 肝门静脉左、右支　　　　　　　　　　B. 肝左、右管

C. 肝固有动脉左、右支　　　　　　　　　D. 肝左、中、右静脉

E. 淋巴管和神经

27. 以下关于胰尾的描述,正确的是(　　)。

A. 属于腹膜外位器官　　　　　　　　　　B. 位于脾的前方

C. 行经脾胃韧带的两层腹膜之间　　　　　D. 末端达脾门

E. 位于膈脾韧带内

28. The spleen contacts all of the following organs EXCEPT for the (　　).

A. jejunum　　　　　　B. left colic flexure　　　C. kidney

D. stomach　　　　　　E. tail of the pancreas

29. A patient was diagnosed with ulcer of the lesser curvature of stomach bleeding. Which artery is most likely involved? (　　)

A. gastroduodenal artery　　　　　　　　B. left epiploic artery

C. left gastric artery　　　　　　　　　　D. right epiploic artery

E. short gastrics artery

30. When performing a splenectomy following a traffic accident，the surgeons need to be cautious to locate and preserve the tail of the pancreas，which is closely associated with the spleen. They can find it in the (　　).

A. gastrocolic ligament　　　　　　　　　B. gastrosplenic ligament

C. splenorenal ligament　　　　　　　　　D. phrenicocolic ligament

E. transverse mesocolon

31. Which structure do not belong to peritoneal formation? (   )

A. greater omentum   B. lesser omentum

C. sigmoid mesocolon   D. coronary ligment

E. the pedicle of spleen

32. A patient was diagnosed with pancreatitis due to a bile reflux into the pancreatic duct caused by a gallstone. So where is the stone mostly to be locked? (   )

A. common bile duct   B. cystic duct

C. hepatopancreatic ampulla   D. common hepatic duct

E. all of the above

（蔡　艳）

第三节　结肠下区、腹膜后隙解剖

一、学习要求

（1）掌握空回肠动脉分布特点及其对肠切除吻合术的临床意义。

（2）掌握结肠形态特征、位置和血供特点及临床意义。

（3）掌握阑尾根部的体表投影，阑尾血供特点及临床意义。

（4）掌握腹膜后隙的位置、境界和特点，主要结构的毗邻及临床意义。

（5）掌握肾的位置、毗邻及临床意义。

（6）掌握输尿管行程、狭窄部位及其与输尿管结石的关系。

（7）掌握腹部大血管的行程、特点及临床意义（肝门静脉系统、腹主动脉及其分支、下腔静脉及属支）。

（8）熟悉腹腔神经丛，腰交感干的位置构成及其功能作用。

二、概述

1. 结肠下区

结肠下区位于横结肠及其系膜与小骨盆上口之间，此区内有空肠、回肠、盲肠、阑尾及结肠等脏器。

2. 腹膜后隙

腹膜后隙位于腹后壁腹膜与腹内筋膜之间，上至横膈，经腰肋三角、主动脉裂孔等与后纵隔相通；向下在骶岬平面与盆腔腹膜后隙相延续；两侧向前连于腹前外侧壁的腹膜外组织。故腹膜后隙的感染可向上、下扩散。

腹膜后隙内主要有肾上腺、肾、输尿管、腹部大血管、神经、淋巴结等重要器官，并有大量疏松结缔组织。上述器官的手术多采用腰腹部斜切口经腹膜外入路。

三、解剖方法及观察

(一)结肠下区

1. 观察空、回肠

首先提起大网膜,并将其与横结肠一起翻向上,再将小肠祥推向右侧,在横结肠系膜根部下方的脊柱左侧(相当于第 2 腰椎水平),重新找到十二指肠空肠曲,此即空肠起点处。由此向下直达回肠末端,依次观察空、回肠的位置和形态,肠系膜根的起止及其附于腹后壁和附于小肠两部分的不同长度、宽度、形态等。然后将空、回肠翻向左下方,平展肠系膜,可见肠系膜根自十二指肠空肠曲斜向右下,直到右髂窝的回盲部。从上向下,依次提起空、回肠,仔细观察走行于肠系膜两层之间的肠动脉分支吻合成一系列动脉弓,以及从动脉弓发出的直动脉分布于肠壁的情况。

2. 解剖肠系膜上动脉和静脉

沿肠系膜根右侧小心切开肠系膜的右层,在切开处把腹膜向下整片揭向小肠,于肠系缘处切断剥下(保留肠系膜左层),以暴露肠系膜上动脉和静脉各级分支、属支(动脉在静脉的左侧)。从空肠上端开始,边清理、修洁血管边观察,直到回肠末端。可见从肠系膜上动脉的左侧发出 12~18 条空、回肠动脉分布于空、回肠,这些肠动脉在分布于小肠之前,均形成动脉弓,从上向下大致为 1~4 级或 5 级弓(弓的级数可作小肠分段的参考)。

再将横结肠连同其系膜向上翻,剥去其系膜的后层以及小肠系膜根至升结肠和回盲部之间的壁腹膜,修洁并观察由肠系膜上动脉右侧发出的分支,即从上而下依次追踪中结肠动脉,右结肠动脉至升结肠和结肠右曲,回结肠动脉至回盲部、阑尾和升结肠等,仔细追踪观察阑尾动脉的起始和走行于阑尾系膜内的情况,以及各动脉之间的吻合情况。同时一并清理上述 3 支动脉的伴行静脉主干。

然后将全部小肠祥推向右侧,在腹后壁的左下方、腹主动脉下段的左前方、透过壁腹膜可见一圆条状隆起,此即肠系膜下动脉本干。切开其表面的腹膜后,可清晰见到本干,且可见其上段无静脉伴行。稍加清理本干后,从其左侧壁自上而下修洁由其发出的左结肠动脉、乙状结肠动脉;再找出该动脉的终支直肠上动脉直至骨盆上口处。观察并追踪左结肠动脉与中结肠动脉以及各分支之间的吻合。

3. 观察肠系膜淋巴结

在修洁肠系膜上、下动脉的各级分支时,可见其周围有许多淋巴结:沿空、回肠血管排列的肠系膜淋巴结,沿右结肠和中结肠血管排列的右结肠和中结肠淋巴结,沿左结肠和乙状结肠血管排列的左结肠淋巴结和乙状结肠淋巴结,肠系膜上、下动脉根部的肠系膜上、下淋巴结等。此外,其周围尚有神经丛伴行。由于这些结构的缠绕覆盖,故清理时最好只用刀背拨开寻找,以防损坏。

(二)腹膜后隙

1. 观察腹主动脉分支

剔除腹后壁残存的壁腹膜,即可暴露腹膜后间隙。观察腹主动脉和下腔静脉周围的淋巴结后将其剥除,小心修洁腹腔干和肠系膜上、下动脉的根部,观察腹腔神经节,腹腔丛和肠系膜上、下丛,腹主动脉丛等。追踪和修洁腹主动脉的成对脏支和壁支,即肾上腺中动脉、肾动脉、睾丸动脉(卵巢动脉)、膈下动脉、4对腰动脉及其伴行静脉等。

2. 观察肾上腺血管

修洁左、右侧的肾上腺,寻找来源不同的肾上腺上、中、下动脉,并观察其静脉注入情况。注意观察左、右睾丸静脉(卵巢静脉)注入的静脉及注入处所夹角度等的不同。

3. 观察腰交感干

沿腰大肌内侧缘与脊柱之间,修洁交感干腰部(腰交感干),观察腰交感干神经节和交通支。

4. 观察肾筋膜及血管

在肾前方,用刀切开肾筋膜后,剥除一侧肾筋膜,观察脂肪囊各部的差异。最后切开纤维囊,从肾表面撕剥此囊,观察此囊与肾实质的贴附情况。解剖一侧肾蒂,观察肾动脉、肾静脉和肾盂的排列关系。将肾动脉、肾静脉分别修洁至腹主动脉和下腔静脉处,观察左、右侧的不同。自肾盂向下修洁输尿管腹部至骨盆上口处,注意它与睾丸血管和结肠血管的毗邻关系。

四、临床联系

1. 肾外科手术途径

(1)腹膜外途径 一般均经腰部进入(经腰入路),此法最常用于肾切除术,可避免腹膜腔的感染,术后粘连。

(2)经腹腔途径(经腹部入路) 主要用于肾血管或肾移植手术。在肾移植手术中,供体肾移植到髂窝内,供体肾的血管与受体的髂外血管相接,供体的输尿管与受体膀胱相缝合。

2. 腹膜后隙与临床

腹膜后隙在临床上常见的疾病有腹膜后肿瘤、腹膜后间隙出血、腹膜后纤维化等。由于常被腹内脏器损伤或其他部位(如脑、胸、脊椎、四肢及骨盆等)复合性损伤所掩盖而易误诊,诊断较为困难,严重者可危及生命。腹膜后良性肿瘤以畸胎瘤、神经鞘瘤、纤维瘤多见;恶性肿瘤以脂肪肉瘤、纤维肉瘤、平滑肌肉瘤、胚胎癌、神经纤维肉瘤和恶性淋巴瘤多见。

3. 阑尾的解剖要点及临床

急性阑尾炎是最常见的外科急腹症,居医院急腹症发病率首位。阑尾炎之所以常见,多与阑尾的解剖特点密切相关。

(1)阑尾手术切口层次 阑尾手术多选择麦氏切口,其切口的位置在脐与右髂前上棘连线中、外1/3交点并与此线垂直的斜切口,依次要经过皮肤、浅筋膜、腹外斜肌腱膜、腹内斜肌、腹横肌、腹横筋膜、腹膜下筋膜、壁腹膜才能到达腹膜腔。

(2)阑尾易发炎的解剖因素 阑尾腔狭窄,引流不畅而容易感染;阑尾黏膜能吸收水分,容易形成粪石阻塞阑尾腔;阑尾为细长的盲管易被寄生虫、食物残渣等异物滞留而堵塞;阑尾动脉为终动脉,血管痉挛时阑尾血运障碍甚至形成血管内栓塞,易致阑尾坏疽、穿孔。

(3)寻找阑尾最有效的方法 由于阑尾存在位置多变、发育异常、畸形、异位组织等,在急性阑尾炎手术时,寻找阑尾最有效的方法是:因盲肠三条结肠带均汇于阑尾根部,故循结肠带追踪为可靠途径;在大网膜移位处寻找;在渗液积脓集中处寻找;发炎的阑尾为一硬条索状物,术中可用手指探寻,该法则常为手术医生首选。另一方面,以手探摸时应注意鉴别女性的输卵管,勿将其作为阑尾而误切。

五、复习思考题

(一)名词解释

1. 系膜三角
2. 回盲瓣
3. 腹膜后隙
4. renal sinus
5. caput medusae

(二)单项选择题

1. 关于肠系膜上静脉的描述,正确的是(　　)。
A. 位于肠系膜上动脉的左侧
B. 在胰颈前方注入肝门静脉
C. 在胰颈后方与脾静脉汇合成肝门静脉
D. 胃左静脉是其属支
E. 汇入下腔静脉

2. 有关小肠的描述,正确的是(　　)。
A. 由肠系膜上、下动脉所供应　　　B. 大部分为腹膜外位
C. 终止于结肠右曲　　　D. 开始于胃幽门
E. 黏膜内含有集合淋巴滤泡

3. 下腔静脉的属支是(　　)。
A. 右肾上腺静脉　　　B. 左肾上腺静脉
C. 左、右睾丸静脉　　　D. 左、右卵巢静脉
E. 肝门静脉

4. 手术时寻找阑尾最可靠的标志是(　　)。
A. 右髂窝内　　　B. 盲肠末端
C. 沿结肠带向盲肠端追寻　　　D. 回盲部
E. 阑尾血管

5. 十二指肠(　　)。
A. 均位于腹膜后隙　　　B. 上部起始处属腹膜内位

C. 降部属腹膜间位　　　　　　　　　　D. 水平部也属腹膜间位

E. 升部属腹膜内位

6. 行经十二指肠上部后方的结构是(　　　)。

A. 肠系膜上动脉　　　　　　　　　　　B. 肠系膜下动脉

C. 腹腔干　　　　　　　　　　　　　　D. 肝静脉

E. 胆总管

7. 十二指肠降部(　　　)。

A. 位于右肾门前方

B. 沿脊柱右侧下降至第 5 腰椎水平转向左

C. 为腹膜间位

D. 前方与胆囊相邻

E. 内侧邻结肠右曲

8. 位于十二指肠水平部后方的结构是(　　　)。

A. 肝门静脉　　　　　　　B. 肝静脉　　　　　　　　　C. 下腔静脉

D. 肠系膜上动脉　　　　　E. 肠系膜下动脉

9. 结肠带、肠脂垂、结肠袋存在于(　　　)。

A. 肛管　　　　B. 直肠　　　　C. 阑尾　　　　D. 结肠　　　　E. 小肠

10. 阑尾(　　　)。

A. 属腹膜间位器官　　　　　　　　　　B. 其根部附着于盲肠后内侧壁

C. 阑尾的动脉来自肠系膜下动脉　　　　D. 阑尾的静脉注入下腔静脉

E. 阑尾的血管在阑尾系膜内紧贴阑尾走行

11. 小肠系膜(　　　)。

A. 系膜根起于第 3 腰椎左侧　　　　　　B. 系膜根到达左骶髂关节前方

C. 由双层腹膜组成,内含肠系膜上、下动脉　D. 系膜缘处肠壁形成系膜三角

E. 以上都不是

12. 输尿管(　　　)。

A. 沿腰方肌前面下行　　　　　　　　　B. 全长可分为腹部和盆部两段

C. 有两个生理性狭窄　　　　　　　　　D. 位于腹膜的后方

E. 在生殖腺血管的前面下行

13. 肾蒂主要结构的排列关系,由前向后依次为(　　　)。

A. 肾动脉、肾静脉、肾盂　　　　　　　B. 肾静脉、肾动脉、肾盂

C. 肾动脉、肾盂、肾静脉　　　　　　　D. 肾盂、肾动脉、肾静脉

E. 肾静脉、肾盂、肾动脉

14. 关于腹膜后隙(　　　)。

A. 是腹后壁腹膜和腹内筋膜之间的间隙

B. 间隙内含疏松的结缔组织,没有器官

C. 此处腹膜因于结缔组织联系紧密而不易剥离

D. 是化脓性感染不易扩散的部位

E. 以上都不是

15. 左侧输尿管下行于(　　)。

A. 腰方肌前方　　　　　　　　　　　B. 左生殖腺血管的前方

C. 十二指肠空肠曲的后方　　　　　　D. 小肠系膜根的后方

E. 以上都不对

16. 不位于胰体后方的结构是(　　)。

A. 下腔静脉　　　　　　B. 腹主动脉　　　　　　　　C. 左肾上腺

D. 左肾　　　　　　　　E. 脾静脉

17. 对脾的毗邻的描述,错误的是(　　)。

A. 膈面与膈相邻　　　　　　　　　　B. 脏面在脾门之前与胃底相邻

C. 脏面在脾门之后与左肾相邻　　　　D. 脏面中份与十二指肠升部相邻

E. 脾门邻近胰尾

18. 小肠系膜内不包括(　　)。

A. 肠系膜上动脉　　　　B. 肠系膜上静脉　　　　　　C. 脂肪

D. 淋巴结　　　　　　　E. 肠系膜下动脉

19. 小肠系膜根沿途跨过的结构不包括(　　)。

A. 腹主动脉　　　　　　B. 下腔静脉　　　　　　　　C. 左输尿管

D. 右输尿管　　　　　　E. 十二指肠水平部

20. 关于腹膜后间隙的描述,错误的是(　　)。

A. 位于腹后壁腹膜与腹内筋膜之间　　B. 上界为膈

C. 下界为骶骨岬和骨盆上口　　　　　D. 内含大量疏松结缔组织和脂肪

E. 与纵隔完全隔离

21. 关于肾的位置描述,错误的是(　　)。

A. 位于腹膜后隙的上部　　　　　　　B. 紧贴腹后壁

C. 左肾上端平第 12 胸椎　　　　　　D. 右肾略低于左肾

E. 肾门的体表投影区为脊肋角

22. 关于输尿管的描述,错误的是(　　)。

A. 起自肾盂　　　　　　　　　　　　B. 行于腰方肌前方

C. 右输尿管前有升结肠血管　　　　　D. 第 1 个狭窄在与肾盂连接处

E. 血液供应是多源性的

23. 左肾上腺的毗邻不包括(　　)。

A. 网膜囊和胃　　　　　B. 膈　　　　　　　　　　　C. 胰尾

D. 肾静脉　　　　　　　E. 腹腔神经节

24. The greater splanchnic nerves (　　).

A. consist of postganglionic sympathetic fibers

B. arise from the T5 to T9 thoracic sympathetic ganglia

C. predominately enter the abdomen through the esophageal hiatus

D. innervate only thoracic viscera

E. none of the above are correct

25. All of the following statements are true regarding the celiac plexus of nerves EXCEPT (　　).

A. it is anatomically adjacent to the celiac lymph nodes

B. it contains only postganglionic sympathetic nerve fibers

C. it supplies innervation to the liver and gall bladder

D. it supplies innervation to the first part of the duodenum

E. many of its nerve fibers course with arteries

26. A patient was diagnosed with bleeding ulcer of the lesser curvature of the stomach. Which artery is most likely involved (　　).

A. gastroduodenal   B. left gastric

C. left gastro-omental (epiploic)   D. right gastro-omental (epiploic)

E. short gastric

27. Which structure lies in front of the left kidney? (　　)

A. liver   B. stomach

C. the descending part of duodenum   D. jejunum

E. right flexure of colon

28. The description of the left kidney is not true except (　　).

A. the superior pole is at the level of the 12th thoracic vertebra

B. the inferior pole is at the level of the 2rd lumbar vertebra

C. the 12th left rib covers the upper portion of posterior surface of left kidney obliquely

D. the left kidney lies 1～2 cm lower than the right kidney

E. the hilum of left kidney lies at the level of 2th lumbar vertebra

29. The description of the suprarenal glands is not true except (　　).

A. the left suprarenal gland is triangle in shape

B. the right suprarenal gland is a semilunar in shape

C. enclosed by the renal fascia

D. enclosed by the fibrous capsule

E. the right suprarenal gland is related to stomach

30. Which vein is a tributary of the right kidney vein? (　　)

A. testicular (ovarian) vein   B. inferior phrenic vein

C. suprarenal vein   D. azygos vein

E. none of the above

31. The tail of the pancreas lies in the (　　).

A. gastrocolic ligament   B. gastrospenic ligament

C. phrenicocolic ligament   D. splenorenal ligament

E. transverse mesocolon

32. When the 9th and 10th ribs were fractured near their angles on the left side，which abdominal organ most likely to be injured by the fracture? （   ）
  A. descending colon B. left kidney C. pancreas
  D. spleen E. stomach

33. The spleen contacts all of the following organs EXCEPT （   ）.
  A. jejunum B. kidney C. left colic flexure
  D. tail of the pancreas E. stomach

34. Which is NOT a boundary of the epiploic foramen? （   ）
  A. aorta B. caudate lobe of liver
  C. first part of duodenum D. hepatoduodenal ligament
  E. all of the above

35. The vagus nerve passes into the abdomen by passing through the （   ）.
  A. aortic hiatus B. esophageal hiatus
  C. caval foramen D. lateral arcuate ligament
  E. medial arcuate ligament

36. Which portion of the duodenum presents a thin wall and no circular folds? （   ）
  A. superior B. descending C. horizontal
  D. ascending E. all of the above

37. If a duodenal ulcer perforated the posterior wall of the first part of the duodenum，the gastric expellant of high acidity would endanger in its vicinity. which is least likely to be endangered? （   ）
  A. common bile duct B. gastroduodenal artery
  C. main pancreatic duct D. portal vein
  E. inferior vene cava

38. A patient was diagnosed with pancreatitis due to a reflux of bile into the pancreatic duct caused by a gallstone. The stone is likely to be lodged at the （   ）.
  A. common bile duct B. common hepatic duct
  C. cystic duct D. hepatopancreatic ampulla
  E. all of the above

39. Regarding the 2nd portion of the duodenum，all are correct EXCEPT （   ）.
  A. it is crossed by the transverse colon
  B. it is thin walled and circular folds are absent in its interior
  C. it has the opening for the common bile duct and pancreatic duct on its posteromedial wall
  D. it is secondarily retroperitoneal
  E. both the gastroduodenal and superiomesenteric arteries supply it

40. The inferior mesenteric vein usually joins which vein? （   ）

A. inferior vena cava

C. portal vein

E. superior mesenteric vein

B. left renal vein

D. splenic vein

41. Muscle fibers from which of the following parts of the diaphragm would border directly on esophageal hernia?（　　）

A. left crus

D. costal fibers

B. right crus

E. sternal fibers

C. central tendon

42. The right suprarenal gland is partly overlain anteriorly by the（　　）.

A. aorta

C. left hepatic vein

E. right renal artery

B. inferior vena cava

D. right crus of the diaphragm

43. Which structure was compressed by the cancer of the head of the pancreas?（　　）

A. common bile duct

C. left hepatic duct

E. cystic duct

B. common hepatic duct

D. right hepatic duct

44. In order to cut the gastric branches and retain vagal innervation to other abdominal organs，where would a surgeon look for these branches in relation to the stomach?（　　）

A. along the gastroepiploic vessels

C. along the lesser curvature

E. in the gastrocolic ligament

B. along the greater curvature

D. in the base of the omental apron

（李立新　江会勇）

第五章

盆　部

一、学习要求

(1) 掌握盆部重要的体表标志及大小骨盆的分界线；熟悉盆部的境界；掌握骨盆与盆膈的组成及作用。

(2) 掌握盆腔脏器与腹膜的关系及其临床意义；掌握盆筋膜的配布，掌握盆筋膜重要间隙的位置及临床意义；掌握盆壁肌的名称、位置及作用。

(3) 掌握子宫的位置、毗邻、血供、淋巴回流、神经支配的特点及其临床意义。

(4) 掌握输尿管盆部的行程，与子宫动脉的关系及临床意义。

(5) 掌握前列腺的位置、毗邻、血供、淋巴回流、神经支配的特点及其临床意义。

(6) 掌握膀胱、直肠的位置、毗邻、血供、淋巴回流、神经支配的特点及其临床意义。

(7) 掌握盆部的闭孔神经、骶丛的位置、行程、主要分支分布；掌握盆部内脏神经名称、位置、功能与主要分支分布。

二、概述

盆部主要由骨盆、盆膈、盆腔、盆腔内脏器和盆部的血管、淋巴、神经等组成。

1. 骨盆、盆膈、盆壁肌、盆筋膜及盆筋膜间隙

(1) 骨盆　由两侧的髋骨和后方的骶骨、尾骨，借关节、韧带等连接而成。骨盆连接下肢和躯干，起着传递重力，支持、保护盆腔脏器的作用。

(2) 盆膈　又称盆底，由1对肛提肌(由前内向后外依次为耻骨阴道肌(女性)或前列腺提肌(男性)、耻骨直肠肌、耻尾肌和髂尾肌)、1对尾骨肌、盆膈上筋膜和盆膈下筋膜构成的肌筋膜膈。盆膈封闭骨盆下口的大部分，仅在其前方两侧肛提肌的前内缘之间留下一个狭窄的裂隙，称为盆膈裂孔，由下方的尿生殖膈封闭。盆膈的主要功能为承托盆腔脏器，协助排便，分娩等。

(3) 盆壁肌　覆盖盆壁内面的肌有闭孔内肌和梨状肌。闭孔内肌起自闭孔膜内面，肌束汇集成腱经坐骨小孔出盆腔止于转子窝。梨状肌起自骶骨盆面，经坐骨大孔出盆腔止于大转子，其上、下缘的空隙分别称为梨状肌上、下孔，有神经和血管通过。

(4) 盆筋膜及盆筋膜间隙　盆筋膜是腹内筋膜向下的直接延续，覆盖在盆壁的内面以及盆底和盆腔内脏器的表面。按其部位，分为盆壁筋膜、盆膈上筋膜、盆膈下筋膜和盆脏筋膜。盆筋膜在盆腔的有些部位特别疏松，间隙宽大形成盆筋膜间隙，这些筋膜间隙有利于手术分离脏器,积血、积液也易于在间隙内聚集。比较重要的间隙有耻骨后隙、骨盆直肠隙和直肠后隙。

2. 盆腔及盆腔内脏器

盆腔:骨盆上、下口之间的腔称为骨盆腔,可分为大骨盆腔和小骨盆腔。大骨盆腔为骨盆上口和界线之间的腔,是腹腔下部的一部分。小骨盆腔为界线和骨盆下口之间的腔,也称为固有盆腔。

盆腔内脏器包括泌尿器、生殖器及消化管的盆内部分。其分布关系大致为:前方为膀胱和尿道,后方为直肠,中间为生殖器:男性为输尿管、精囊和前列腺;女性为卵巢、输卵管、子宫和阴道。

3. 盆部的血管、淋巴和神经

(1)盆部的血管 盆部的动脉主要来自髂总动脉,髂总动脉分为髂外动脉和髂内动脉,髂内动脉的分支包括壁支(髂腰动脉、骶外侧动脉、臀上动脉、臀下动脉和闭孔动脉)和脏支(膀胱上动脉、膀胱下动脉、子宫动脉、直肠下动脉和阴部内动脉),静脉一般与同名动脉伴行。

(2)盆部的淋巴 包括髂外淋巴结、髂内淋巴结和骶淋巴结。

(3)盆部的神经 包括闭孔神经、骶丛及分支和内脏神经。

三、解剖方法及观察

1. 尸位

尸体取仰卧位。

2. 摸认体表标志

有髂嵴、髂前上棘、耻骨联合、耻骨结节、耻骨嵴、耻骨下支、坐骨支、坐骨结节和尾骨尖等。

3. 观察大、小骨盆及其分界

用骨盆连结标本摸认大、小骨盆的界线,其由骶岬、弓状线、耻骨梳、耻骨结节和耻骨联合上缘的连线构成。界线以上为大骨盆,以下为小骨盆。

4. 观察盆膈肌

在标本或模型上观察,盆膈肌由1对肛提肌和1对尾骨肌组成。

(1)肛提肌 起自耻骨联合后面,肛提肌腱弓和坐骨棘。两侧肌纤维向后下在中线汇合,呈尖向下的漏斗状,止于尾骨、肛尾韧带和会阴中心腱。在两侧肌的后缘则与尾骨肌邻接。在直肠后方,左、右侧肛提肌有部分肌纤维汇合形成"U"形肌束,环绕直肠后壁,参与组成肛直肠环,此肌环对括约肛门有重要作用,若外科手术不慎切断此环,可引起大便失禁。

(2)尾骨肌 呈三角形,起自坐骨棘,肌纤维呈扇形扩展,附着于尾骨、骶骨侧缘,此肌上缘接梨状肌,下缘邻接肛提肌,参与构成盆膈的后部。

5. 观察盆壁肌

(1)闭孔内肌 用显示闭孔内肌特制标本观察,可见闭孔内肌起自闭孔盆面周围的骨面和闭孔膜,肌束向后集中成腱出坐骨小孔,止于转子窝,该肌使髋关节外旋。

（2）梨状肌　覆盖盆侧壁后部,起自骶前孔外侧和骶结节韧带,肌束穿坐骨大孔,止于大转子,该肌将坐骨大孔分为梨状肌上孔和梨状肌下孔。该肌也有外旋髋关节的作用。

6. 观察盆筋膜

用显示完整盆筋膜和正中矢状切面的骨盆腔标本进行观察。覆盖盆腔四壁的筋膜即盆筋膜,其紧张于耻骨联合后面与坐骨棘之间的局部索状增厚即肛提肌腱弓。可见盆筋膜向下延续至盆筋膜腱弓处分为两层,覆盖盆膈肌上面和下面,分别为盆膈上筋膜和盆膈下筋膜。

7. 观察盆筋膜间隙（在盆腔正中矢状切面标本上观察）

（1）直肠后隙　又称骶前间隙,在直肠骶曲后面和骶骨前面的骶前筋膜之间有一个疏松结缔组织间隙。用手指伸入此间隙探查,其向上可与腹膜后间隙相通。其内有脂肪、骶丛、奇神经节、直肠上血管及骶淋巴结。

（2）耻骨后隙　又称膀胱后隙,在耻骨联合后面与膀胱之间的疏松结缔组织间隙即耻骨后隙。用手指伸入此间隙探查,其上界为腹膜反折部,下界为尿生殖膈,其内有脂肪和静脉丛。

8. 观察男性盆腔内脏器与腹膜的关系

（1）盆腔脏器的位置与毗邻　膀胱位于耻骨联合及耻骨支的后方,其前上端为膀胱尖,紧贴耻骨联合后面,向上与脐正中韧带相连。膀胱后面为膀胱底,邻接输精管壶腹和精囊。膀胱下方为膀胱颈,下接前列腺。膀胱的后外上方与骶骨之间有乙状结肠。前列腺位于膀胱颈和尿生殖膈之间,前面有耻骨前列腺韧带,后面借直肠膀胱膈与直肠壶腹相邻。直肠贴附小骨盆后壁中线上,位于膀胱与骶骨之间。剥离盆壁腹膜可见左侧输尿管越过左髂总动脉末端,右侧输尿管越过右髂总动脉起始部的前方。分离腹前壁下部的腹膜,在腹股沟管腹环处可找到输精管。输尿管和输精管盆段沿盆腔侧壁行向膀胱底。

（2）腹膜在盆腔内的反折情况　由前向后,由左向右探寻,腹前壁腹膜向下至耻骨联合上方折向后,覆盖于膀胱上面、两侧和精囊上端,膀胱前面无腹膜,故当膀胱充盈时,经腹前壁到达膀胱可不切开腹膜。腹膜自膀胱后壁反折至直肠,覆盖直肠上、中部的前面及侧面,再向上包裹乙状结肠形成乙状结肠系膜。继续向上延伸为腹后壁的腹膜,脏器表面的腹膜向两侧延伸移行到盆侧壁。腹膜在直肠与膀胱之间形成直肠膀胱陷凹,为男性腹膜腔的最低点。

9. 观察女性盆腔脏器与腹膜的关系

（1）盆腔脏器的位置与毗邻　女性盆腔内主要容纳女性泌尿生殖器与直肠。膀胱贴盆腔前壁,直肠紧贴盆腔后壁,两者之间有子宫和阴道上段,在子宫体两侧为输卵管、卵巢及输尿管,子宫颈外侧 1.5～2 cm 处有子宫动脉跨过输尿管前方,子宫颈向后可观察骶子宫襞,切开腹膜,可找到骶子宫韧带。分离腹前壁下部的腹膜,在腹股沟管腹环处可找到子宫圆韧带,观察子宫圆韧带的起止。

（2）腹膜在盆腔内反折情况　女性盆腔腹膜的配布大致与男性的相似。不同的是在膀胱与直肠之间有子宫和阴道上段,由前而后观察,腹膜自膀胱上面向后移行覆盖子宫体、底和阴道后壁上部,再折向后上覆盖直肠上、中段前面和两侧,向上形成乙状结肠系膜。

在膀胱、子宫之间观察膀胱子宫陷凹,在子宫、直肠之间观察直肠子宫陷凹。直肠子宫陷凹是腹膜腔的最低点。

观察子宫阔韧带:子宫阔韧带的内侧缘附着于子宫外侧缘,向内延续为子宫前、后面的腹膜脏层,上缘游离,内包输卵管,下缘和外缘连至盆壁,移行为盆壁腹膜。阔韧带两层间包含输卵管、卵巢、卵巢的韧带、子宫圆韧带、血管、淋巴管、神经和结缔组织等。

透过阔韧带前层可见子宫圆韧带。膀胱两侧有腹膜形成膀胱旁窝,直肠子宫两侧有直肠子宫襞,襞深面有骶子宫韧带,该韧带起于子宫颈上部的后面,向后呈弓形绕过直肠外侧附着于骶骨。

10. 解剖观察盆部血管和淋巴结

(1)解剖髂血管及髂淋巴结 将盆后壁腹膜拉开,沿髂总动、静脉向下追踪至骶髂关节处,可见髂总血管分为髂内外血管。观察沿这些血管分布的髂总淋巴结和髂内、外淋巴结。髂外动脉位于腰大肌的前内侧,沿小骨盆缘向前,经腹股沟韧带的深面至股部。髂内动脉在骶髂关节处进入盆内。从骶髂关节前方开始清理至坐骨大孔,修洁髂血管的分支。

(2)解剖生殖腺血管 在髂外血管的外侧找到睾丸动脉,修洁至深环,在女尸卵巢悬韧带的深面解剖卵巢血管,向下追踪至卵巢和输卵管。

(3)解剖直肠上血管 在乙状结肠系膜内找到直肠上血管,向下追踪至第3骶椎前方。

(4)解剖骶正中血管 在骶骨前面正中线上,寻找细小的骶正血管及沿血管排列的骶淋巴结。

11. 解剖观察盆部的神经

(1)解剖腰交感干 在腹后壁腰大肌的内侧找出腰交感干,追踪向下,见其经髂总动、静脉的深面下行入盆,延续为骶交感干,并沿骶前孔内侧下降。

(2)解剖腹主动脉丛(上腹下丛) 在腹后壁找出腹主动脉表面的腹主动脉丛,该丛向下延至腹主动脉末端,两髂总动脉之间入盆,称为上腹下丛。

(3)解剖闭孔神经 闭孔神经自腰丛发出后,于腰大肌内侧缘穿出,沿小骨盆侧壁、髂内动脉的后方前行,穿闭膜管出小骨盆,支配大腿内收肌群。

(4)解剖腰骶干 腰骶干由第4腰神经前支的一部分和第5腰神经前支合成,沿腰大肌内侧下行入盆,在髂内动脉后方加入骶丛。

四、临床联系

1. 前列腺增生

前列腺为男性生殖器中不成对的附属腺体,其分泌物是精液的主要成分。它位于男性骨盆腔内,呈栗子状,分底、体和尖三部,其内部有尿道的起始部。其底向上接膀胱颈、精囊和输精管壶腹;尖朝下,与尿生殖膈相接,两侧有前列腺提肌绕过。前列腺前面较隆凸,有耻骨前列腺韧带连接前列腺鞘与耻骨盆面,后面平坦,借膀胱直肠隔与直肠前壁相邻。

前列腺可分为五叶。前叶位于尿道前方;中叶在尿道与射精管之间;左、右侧叶在尿道两侧,为前列腺的主体;后叶覆盖于侧叶和中叶的后方,其中间有一个生理性中央沟。成年后前列腺前叶萎缩,中叶、后叶和侧叶相互融合而无明显界线。

前列腺增生是中、老年男性的常见病。当前列腺肿瘤或腺体内纤维组织增生(尤其是中叶)时,可压迫尿道前列腺部造成排尿困难。在 45 岁时有约 50% 的男性有前列腺体积增大,症状主要表现为膀胱刺激症状和因增生前列腺阻塞尿路产生的梗阻性症状。临床上可经肛门指检,在肛门上方约 4 cm 处隔直肠前壁可触及前列腺。

2. 直肠的毗邻及直肠指诊

直肠为大肠的末段,长 15～16 cm,位于小骨盆内。上端平第 3 骶椎处接续乙状结肠,下端以肛门而终。

直肠与小骨盆腔脏器的毗邻关系男女不同,男性直肠的前面:在腹膜反折以下,由下向上依次为前列腺、精囊腺、输尿管和膀胱后壁;腹膜反折以上的直肠前面,隔着直肠膀胱的凹陷与膀胱底的上部和精囊腺相邻。在女性:腹膜反折以下,主要与阴道壁的后部相邻;腹膜反折以上直肠隔着直肠子宫陷凹与阴道后穹窿及子宫颈相邻。

直肠指诊,又称肛指检查。检查者右手戴上手套或右食指戴上指套,涂润滑油,用右手食指前端放在肛门口,待病人适应后再轻轻插入肛门口,先检查肛门括约肌的松紧度,然后对肛管直肠四周依次进行检查,应注意肠壁周围有无触痛、肿块、波动、狭窄等。通过直肠指诊即使隔着直肠壁也可触及直肠下部毗邻的结构。向前可触摸到膀胱底、前列腺、精囊、输精管壶腹或子宫颈(女性);向后可触摸到骶、尾骨的盆面;向两侧可触摸到坐骨结节、坐骨棘和女性的输卵管和卵巢。

五、复习思考题

(一)名词解释

1. 界线
2. 肛提肌腱弓
3. 耻骨后隙
4. 直肠后隙
5. 直肠膀胱膈(直肠阴道膈)

(二)单项选择题

1. 下列哪块肌不参加组成肛提肌?(　　)

A. 前列腺提肌　　　　　　B. 耻骨直肠肌　　　　　　C. 耻尾肌

D. 髂尾肌　　　　　　　　E. 尾骨肌

2. 对盆膈的描述,何者错误?(　　)

A. 又称盆底　　　　　　　　　　　B. 完全封闭骨盆出口

C. 封闭肛门三角　　　　　　　　　D. 为直肠与肛管的分界处

E. 盆膈肌包括肛提肌及尾骨肌

3. 盆壁筋膜形成的结构是(　　)。

A. 肛提肌腱弓　　　　　　B. 浅会阴筋膜　　　　　　C. 直肠膀胱韧带

D. 前列腺鞘　　　　　　　E. 直肠侧韧带

4. 关于肛提肌腱弓的叙述,下列哪项是正确的?(　　)

A. 由耻骨盆面与坐骨结节之间增厚而成

B. 为肛提肌起端及盆膈上筋膜的附着处

C. 由盆脏筋膜形成

D. 位于梨状肌表面

E. 位于闭孔内肌表面

5. 关于耻骨后隙的叙述,下列哪项是正确的?(　　)

A. 又称膀胱后隙

B. 其上界为腹膜返折部,下界为盆膈

C. 两侧为耻骨前列腺韧带,后界为直肠

D. 子宫手术入路无需经过此间隙

E. 耻骨骨折合并膀胱或尿道损伤时,常引起此隙出血、尿外渗

6. 腹膜后空气造影时,空气首先注入(　　)。

A. 耻骨后隙　　　　　　　B. 骨盆直肠隙　　　　　　C. 直肠后隙

D. 会阴浅隙　　　　　　　E. 坐骨直肠窝

7. 直肠指检时,下列哪项结构不能触及?(　　)

A. 男性前列腺　　　　　　　　　　　B. 女性输卵管

C. 子宫直肠陷凹积液　　　　　　　　D. 男性增大的精囊

E. 女性子宫颈

8. 关于前列腺的说法,何者是错误的?(　　)

A. 位于膀胱底与尿生殖膈之间

B. 底的前部有尿道穿入,后部有左、右射精管穿入

C. 通常分为前、中、后、左和右五叶

D. 后面正中有前列腺沟

E. 前列腺鞘与固有膜之间有静脉丛

9. 有关子宫的描述,何者正确?(　　)

A. 位于膀胱与直肠之间　　　　　　　B. 直立时子宫位于膀胱下方

C. 子宫颈阴道上部与尿道相邻　　　　D. 子宫颈下端在坐骨棘平面稍下方

E. 后方紧贴骶骨

10. 关于子宫动脉的叙述,下列哪项是错误的?(　　)

A. 发自髂内动脉

B. 经过子宫阔韧带的两层之间

C. 在距子宫颈外侧约 2 cm 处,输尿管跨过其前方

D. 供应子宫、卵巢及输卵管的血液

E. 与卵巢动脉形成吻合

11. 子宫的淋巴回流,不包括哪一组淋巴结?(　　)

A. 腰淋巴结　　　　　　　　　B. 腹股沟浅淋巴结

C. 腹股沟深淋巴结　　　　　　D. 髂内淋巴结

E. 髂外淋巴结

12. 关于卵巢的叙述,下列哪项是正确的?(　　)

A. 位于左、右髂总动脉之间的卵巢窝中　　B. 贴在腰大肌表面

C. 被子宫圆韧带悬吊着　　　　　　　　　D. 右侧卵巢静脉注入下腔静脉

E. 以上都不是

13. 识别输卵管的常用标志是(　　)。

A. 子宫底的圆凸　　　　　　　B. 漏斗周缘的指状突起

C. 髂总动脉的分叉　　　　　　D. 壶腹部的显著膨大

E. 子宫圆韧带

14. 在盆腔内输尿管的行程(　　)。

A. 分为盆段和壁内段

B. 左侧跨越左髂总动脉末端后方

C. 男性经过输精管前上方至膀胱底

D. 女性经过子宫动脉的前上方至膀胱底

E. 壁内段开口于膀胱体

15. 关于膀胱的描述,正确的是(　　)。

A. 为腹膜外位器官　　　　　　B. 男性膀胱下方邻精囊

C. 女性膀胱后方邻子宫与直肠　D. 新生儿膀胱位置较成人的低

E. 充盈时可升至耻骨联合上缘以上

16. 关于卵巢悬韧带的叙述,正确的是(　　)。

A. 与子宫底相连　　　　　　　B. 由结缔组织和平滑肌构成

C. 附于子宫阔韧带的后层　　　D. 附于卵巢的系膜缘

E. 内有卵巢的血管、淋巴和神经等

17. 某男性病人有尿痛及血尿史,为确诊须进行膀胱镜检查,下列说法,何者错误?
(　　)

A. 插入膀胱镜时应提起阴茎以消除耻骨下弯

B. 须依次通过尿道外口、膜部及尿道内口 3 个狭窄

C. 如误伤尿道时,尿液可能渗入会阴深隙

D. 膀胱镜到达膀胱后可通过输尿管间襞寻找两输尿管口

E. 两输尿管口与尿道内口之间的平滑区即膀胱三角

18. 关于髂外动脉的毗邻,下列哪项是正确的?(　　)

A. 沿腰大肌外侧缘下行

B. 左髂外动脉起始部的前方有输尿管通过

C. 末段的前方有输精管或子宫圆韧带越过

D. 女性其起始部的后方有卵巢动静脉越过

E. 男性其内侧有睾丸动静脉及生殖股神经与之伴行

19. 盆腔脏器男女有所不同,但排列关系基本一致,由前向后依次为(　　)。

A. 泌尿、生殖、消化三个系统的器官　　B. 消化、生殖、泌尿三个系统的器官

C. 生殖、消化、泌尿三个系统的器官　　D. 生殖、泌尿、消化三个系统的器官

E. 泌尿、消化、生殖三个系统的器官

20. The rectouterine pouch is the lowest extent to the female peritonnel cavity. At its lowest, it provides a coat of peritoneum to a portion of the (　　).

A. urinary bladder　　　　B. urethra　　　　　　C. uterine cervix

D. vagina　　　　　　　　E. all of the above

21. In a CT scan of the pelvis, the uterus is located (　　).

A. posterior to the bladder and rectum

B. posterior to the bladder and anterior to the rectum

C. anterior to the bladder and rectum

D. anterior to the bladder and posterior to the rectum

E. all of the above

22. The prostate is often imaged using an ultrasound transducer placed in which location? (　　)

A. penis　　B. perineum　　C. rectum　　D. urethra　　E. urinary bladder

23. What bony landmark on the lateral pelvic wall may be used as a reference for localizing female pelvic anatomy or pain phenomena? (　　)

A. coccyx　　　　　　　B. ischial spine　　　　　C. ischial tuberosity

D. obturator canal　　　　E. pectineal line

24. Under normal conditions, fertilization occurs in which part of the female reproductive tract? (　　)

A. infundibulum of the uterine tube　　B. ampulla of the uterine tube

C. isthmus of the uterine tube　　　　D. uterien lumen

E. cervical canal

25. A 27-year-old woman is examined by gynecologist. Upon rectal examination a firm structure, directly in front of the rectum in the midline, is palpated through the anterior wall of the rectum. This structure is the (　　).

A. bladder　　　　　　　B. body of uterus　　　　C. cervix of uterus

D. pubic symphysis　　　E. vagina

(张建伟)

第六章
会　阴

一、学习要求

（1）掌握会阴的概念、境界与分区。

（2）掌握男、女性会阴浅、深隙的构成、内容物及其功能，男性尿道破裂尿外渗的解剖学基础。

（3）掌握尿生殖膈构成、会阴中心腱的形成及其临床意义。

（4）掌握阴囊与精索的解剖特点、被膜层次及临床意义。

（5）掌握肛区的主要结构特点及临床意义。

（6）了解会阴部血管、神经的分支与分布。

二、概述

广义的会阴是指封闭骨盆下口的全部软组织，狭义的会阴是指外生殖器和肛门之间的区域。在两侧坐骨结节间人为地作一条横线，可将会阴分为前下方的尿生殖三角，后上方的肛门三角。在肛门前方约 1.25 cm 处有由纤维性和肌性组织构成的会阴中心腱，为会阴部部分肌肉的附着点。

1. 尿生殖三角

（1）会阴浅隙　为会阴浅筋膜的深层（Colles 筋膜）和尿生殖膈下筋膜之间的间隙。其内男性有：①会阴浅横肌；②球海绵体肌及其覆盖的尿道球；③坐骨海绵体肌及其覆盖的阴茎海绵体脚；④会阴血管和神经。其内女性有：①前庭球及覆盖其上的阴道括约肌；②前庭大腺；③阴蒂脚及覆盖其上的坐骨海绵体肌；④会阴血管和神经。

（2）会阴深隙　为尿生殖膈上下筋膜间的间隙。其内男性有：①会阴深横肌；②尿道膜部及尿道括约肌；③尿道球腺。其内女性有：尿道、阴道通过，围绕其周围的尿道阴道括约肌。

（3）男性尿道　根据部位可分为前列腺部、膜部和海绵体部，分别穿过前列腺、尿生殖膈和尿道海绵体。临床上也将海绵体部称为前尿道，膜部和前列腺部称为后尿道。

2. 肛门三角

（1）坐骨直肠窝　为一楔形间隙，内侧壁为肛门外括约肌和肛提肌；外侧壁为坐骨结节和闭孔内肌；前界为会阴浅深横肌；后界为臀大肌及其筋膜和深部的骶结节韧带。内含坐骨肛门窝脂体、阴部内血管和阴部神经及其分支，沿外侧壁向上可找到阴部血管和神经,向远端分支。阴部内动脉经坐骨小孔到坐骨直肠窝,沿途发出肛门动脉,本干至尿生殖三角后缘分为会阴动脉和阴茎/阴蒂动脉。

（2）肛门外括约肌和肛提肌　肛门外括约肌起自尾骨尖,围绕肛管下段止于会阴中心腱,分为3部,即皮下部、浅部、深部。肛提肌,附于骨盆内面。

三、解剖方法及观察

1. 尸位

尸体仰卧,屈髋、屈膝,悬吊下肢使之分向两边。或者使用已解剖完下肢和臀部的标本,取俯卧位,垫高耻骨联合部,进行会阴部解剖和观察。

2. 摸认体表标志（活体触摸）

有耻骨联合、耻骨结节、坐骨结节、尾骨等。

3. 皮肤切口及翻皮

经两侧坐骨结节作一个横切口。自阴囊根部沿中线向后环绕肛门切到尾骨尖。女尸自会阴中线向前沿大小阴唇之间切至耻骨联合,然后向后绕肛门切至尾骨尖。

4. 尿生殖三角的层次解剖与观察

剥除皮下浅层脂肪性膜,显露出其深面的会阴浅筋膜深层（Colles 筋膜）。用镊子提起浅会阴筋膜,作一个小的纵行切口,用刀柄伸入其中,探明会阴浅隙的范围,切除浅会阴筋膜,打开会阴浅隙,寻找其内的会阴动、静脉和神经,清除隙内的结缔组织,可见覆盖在阴茎根部的三块海绵体肌,在三块海绵体肌之间的空隙内,略加清理,可见肌深面的部分为尿生殖膈下筋膜。

（1）阴囊解剖与观察　自腹股沟管皮下环向下,纵行切开阴囊皮肤,翻开皮肤,可见其深面为粉红色肉膜。切开肉膜,用刀柄使其与深部组织分开,向内探查位于正中矢状面上的阴囊中隔,向后可与会阴浅隙相通。在肉膜深面,自皮下环钝性分离出精索,切开精索外筋膜,使其与深层分离,可见淡红色提睾肌,提睾肌内面为精索内筋膜,将提睾肌和精索内筋膜一并切开,找出条索状输精管。将切口向下延伸达睾丸下端,并将睾丸鞘膜壁层一并切开,打开鞘膜腔。

检查精索内结构,包括输精管、精索内动脉、输精管血管蔓状静脉丛、神经等。观察睾丸、附睾的位置、形态。

（2）会阴浅隙解剖与观察　剥去会阴浅筋膜,显示会阴浅隙的内容。①会阴浅横肌:起于坐骨结节,横行向内,止于会阴中心腱。②球海绵体肌:起于会阴中心腱和尿道球下面的中线,止于阴茎背部的筋膜。③坐骨海绵体肌:起于坐骨结节和坐骨下支内侧面,止于阴茎脚下面和侧面。④会阴血管和神经:经会阴浅横肌浅面和深面分支至邻近肌肉和皮肤。

在女性其内有前庭球和前庭大腺。①前庭球:相当于男性尿道海绵体,位于尿道两侧,阴道括约肌深面。②前庭大腺:位于前庭球后端深面,阴道口两侧。

（3）会阴深隙解剖与观察　切开尿生殖膈下筋膜的两侧缘和后缘,将其翻向前,观察会阴深隙。①会阴深横肌:起自坐骨下支,止于会阴中心腱。②尿道（膜部）括约肌:围绕尿道膜部,止于会阴中心腱。在女性,此肌包绕尿道和阴道,故又称尿道阴道括约肌。

5. 肛门三角的层次解剖与观察

清除肛门周围脂肪组织,暴露肛门外括约肌及后方肛尾韧带。在清除过程中,可见横行的直管和神经,此为肛血管和神经。循此神经和血管,向后外方追踪;找出阴部内血管和阴部神经,追踪至坐骨小孔,清除坐骨直肠窝内残存的脂肪,保留血管和神经,小静脉可切除,观察坐骨直肠窝范围、内容(阴部内血管和阴部神经),观察阴部内血管和阴部神经,观察肛门外括约肌。

(1)坐骨直肠窝解剖与观察 坐骨直肠窝为一个楔形空隙,内侧壁为肛门外括约肌和肛提肌;外侧壁为坐骨结节,闭孔内肌;前界为会阴浅深横肌;后界为臀大肌下份及其筋膜和深部的骶结节韧带。内含下列结构:脂肪充填于窝内,用钳子摘除或剔除。阴部内血管和阴部神经及其分支:先沿外侧壁向上摘出脂肪,可找到阴部的血管和神经,然后向远端追踪其分支。阴部内动脉经坐骨小孔到坐骨直肠窝,沿途发出肛门动脉,本干至尿生殖三角后缘分为会阴动脉和阴茎动脉。

(2)肛门外括约肌和肛提肌解剖与观察 肛门外括约肌起自尾骨尖,围绕肛管下段止于会阴中心腱,可分为三部,即皮下部、浅部、深部,此三部不宜分开,观察即可。肛提肌附于骨盆内面,在此可看见一部分。

四、临床联系

1. 肛门周围脓肿及肛门瘘

坐骨直肠窝内充满着脂肪垫。肛管内的肛柱和肛窦易被粪便擦伤和污染而发生炎症,并蔓延至坐骨直肠窝,因而此窝是脓肿的好发部位,称为坐骨直肠窝脓肿或肛门周围脓肿。如脓肿发生在肛周隙,由于隙内的脂肪体间有许多纤维隔,炎性肿胀造成的张力可导致剧烈疼痛。脓肿发生于坐骨直肠间隙时脓液可穿过肛尾缝流向对侧,亦可穿过肛提肌蔓延至骨盆腹膜外间隙,成为盆腔脓肿。当脓肿破溃穿通肛门周围皮肤时,常因排脓不畅形成慢性窦道,成为瘘管。做肛门周围脓肿切开引流手术时,应注意勿损伤窝内的阴部内血管、肛门血管及阴部神经和肛神经等。

坐骨直肠窝脓肿,若不及早切开引流,则有可能形成肛瘘。按其与肛门括约肌的位置关系,可分为皮下瘘管、高位瘘管及肛管直肠瘘管等。瘘管通常只有一个内口,多数在齿状线后部正中处,其次在前部正中处;外口可在肛门周围任何部位,多数也仅一个口,但有时也可形成几个支管的复杂型肛瘘,在肛门周围存在不止一个外口。

2. 尿道破裂与尿外渗

尿道是泌尿系统最容易损伤的部位,主要发生在男性青壮年时期。男性尿道由尿生殖膈分为前、后两部分。前尿道即海绵体尿道,尤以球部损伤较多,主要为骑跨伤所致。后尿道位于盆腔内,主要为骨盆骨折引起。由于会阴、阴囊与腹前外侧壁下部各解剖层次间的特殊关系,不同部位的尿道破裂,尿液外渗的范围也不相同。

前尿道损伤时,如阴茎固有筋膜尚完整,其包裹所有的海绵体,外渗的尿液一般仅限于阴茎范围内。如阴茎固有筋膜也破裂,则尿液沿阴茎、阴囊、腹壁下浅筋膜外渗到阴囊、阴茎、会阴浅层和脐以下腹前壁。因腹壁浅筋膜固定于腹股沟韧带处,故尿液不会外渗到两侧股部。此种情况最为常见。

当尿道破裂发生在后尿道,即尿生殖膈两层之间或此膈之后,尿液沿前列腺外渗到耻骨后间隙和膀胱周围。膀胱主要由尿道膜部固定于尿生殖膈,若尿道完全断裂时,膀胱常被外渗的血液和尿液推向上方,使尿道两断端间隙较大,如急诊时不及时复位固定,势必给后期修复带来困难。

3. 产科会阴的保护

肛门和阴道前庭之间的会阴中心腱(会阴体)处,临床上习惯称为会阴或产科会阴。分娩时,此部常发生程度不等的会阴破裂,轻者只限于大阴唇后方的会阴浅横肌纤维;中度破裂可达肛门外括约肌;严重时可从阴道撕裂至肛门,甚至直肠阴道膈也被撕裂。因而在接产时,必须注意妥善保护会阴,防止发生撕裂。一旦发生撕裂,应分层缝合修补,以免发生变形。

女性的会阴中心腱较男性的发育良好,且富于弹性,分娩时要保护好会阴中心腱。

五、复习思考题

(一) 名词解释

1. 会阴
2. 坐骨直肠窝
3. 会阴中心腱
4. 尿生殖膈
5. 阴茎深筋膜

(二) 单项选择题

1. 会阴分为尿生殖区和肛区,其分区标志为(　　　)。
A. 耻骨结节　　B. 耻骨嵴　　　C. 耻骨弓　　　D. 坐骨结节　　E. 坐骨棘

2. 切断不会引起大便失禁的结构为(　　　)。
A. 肛门外括约肌浅部　　　　　　　　B. 肛门外括约肌深部
C. 肛门外括约肌皮下部　　　　　　　D. 肛直肠环
E. 以上均会

3. 有关坐骨直肠窝的描述,错误的是(　　　)。
A. 位于肛管与坐骨之间　　　　　　　B. 可分为顶、底及内、外侧壁
C. 窝底为皮肤　　　　　　　　　　　D. 其内充满脂肪组织
E. 窝顶为盆膈上筋膜和闭孔筋膜汇合而成

4. 下列何者不是止于会阴中心腱?(　　　)
A. 尿道括约肌　　　　　B. 肛门外括约肌　　　　　C. 会阴浅横肌
D. 会阴深横肌　　　　　E. 尾骨肌

5. 尿生殖膈(　　　)。
A. 由会阴深横肌组成　　　　　　　　B. 会阴浅筋膜覆盖其表面

C. 膈内有肌肉附于会阴中心腱　　　　　　D. 尿道球部破裂,尿液可渗至该膈

E. 尿道在此破裂,尿液可渗至阴茎

6. 会阴中心腱(　　)。

A. 指狭义会阴　　　　　　　　　　　B. 位于尿生殖三角

C. 连接肛门与外阴　　　　　　　　　　D. 会阴肌均附于此

E. 位于狭义会阴深部

7. 会阴浅隙(　　)。

A. 内有尿道球和阴茎脚　　　　　　　　B. 位于尿生殖膈上、下筋膜之间

C. 完全封闭　　　　　　　　　　　　　D. 有尿道膜部通过

E. 尿道球部破裂,尿液局限于此隙

8. 会阴浅隙内不含有(　　)。

A. 尿道球　　　　　　B. 球海绵体肌　　　　　　C. 尿道球腺

D. 坐骨海绵体肌　　　E. 阴茎脚

9. 骨盆骨折时最常见的尿道损伤部位是(　　)。

A. 尿道海绵体部　　　　B. 尿道球部　　　　　　C. 尿道前列腺部

D. 尿道膜部　　　　　　E. 前尿道

10. 以肛管白线与阴部管之间相连的平面为界,可将坐骨直肠窝分为(　　)。

A. 坐骨肛管隙、肛周间隙　　　　　　　B. 耻骨直肠隙、耻骨后隙

C. 直肠前隙、直肠后隙　　　　　　　　D. 骨盆直肠隙、骶前隙

E. 臀大肌前、后隐窝

11. 关于阴囊的血管,下列哪项是正确的?(　　)

A. 阴囊后动脉来自阴部外动脉　　　　　B. 阴囊前动脉来自会阴动脉

C. 阴囊前静脉注入阴部外静脉　　　　　D. 阴囊后静脉注入阴部内静脉

E. 蔓状静脉丛注入睾丸静脉

12. 肛管直肠周围脓肿常继发于(　　)。

A. 肛门裂　　　　　　B. 肛瘘　　　　　　　　　C. 栓塞性内痔

D. 肛窦炎　　　　　　E. 直肠息肉继发感染

13. 肛管直肠周围脓肿最多见于(　　)。

A. 坐骨直肠窝　　　　B. 骨盆直肠隙　　　　　　C. 直肠后隙

D. 直肠黏膜下　　　　E. 肛门旁皮下

14. 尿道球部破裂时,尿液可渗到(　　)。

A. 会阴深隙、阴囊、阴茎

B. 会阴深隙、阴囊、股部

C. 会阴浅隙、阴囊、耻骨后隙

D. 会阴浅隙、阴囊、阴茎、脐以下腹前壁浅筋膜深面

E. 仅限于阴茎的范围之内

15. 坐骨直肠窝脓肿切开引流术最好的切开部位是(　　)。

A. 坐骨直肠窝底部　　　　　　　　　　B. 坐骨直肠窝顶部

C. 坐骨直肠窝内侧壁　　　　　　D. 坐骨直肠窝外侧壁

E. 坐骨直肠窝的后界

16. 膀胱前壁破裂,尿液可渗入到(　　)。

A. 耻骨后隙　　　　　B. 腹膜后隙　　　　　C. 腹膜腔内

D. 膀胱后隙　　　　　E. 直肠后隙

17. 关于尿生殖区的叙述,下列哪项是正确的?(　　)

A. 受会阴神经支配　　　　　　　B. 位于盆膈上方

C. 有阴部管在其外侧壁走行　　　D. 外侧界为坐骨直肠窝

E. 后界为会阴横韧带

18. Following pregnancy and delivery, a 32-year-old woman continued to have problems with urinary incontinence, which developed during pregnancy. Her obstetrician counseled her to strengthen the muscle bordering the vagina and urethra, increasing its tone and exerting pressure on the urethra. This physical therapy was soon adequate to restore urinary continence. What muscle was strengthened? (　　)

A. coccygeus　　　　　B. ischiocavemosus　　　　C. obturator Internus

D. piriformis　　　　　E. puborectalis

19. After giving birth, a patient complains of urinary stress incontinence characterized by dribbling of urine with an increase in intraabdominal pressure. Her physician suspects injury to the pelvic floor during delivery which may have altered the position of the neck of bladder and the urethra. Which muscle was most likely damaged during the vaginal delivery? (　　)

A. bulbospongiosus　　　　B. coccygeus　　　　C. levator ani

D. obturator intemus　　　　E. piriformis

20. The boundaries of the perineum include all the following EXCEPT (　　).

A. ischiopubic ramus　　　　　　B. ischial tuberusity

C. tip of the coccyx　　　　　　　D. sacrotuberal ligament

E. sacrospinal ligament

21. A condensation of fibros tissue in the female located at the center of the posterior border of the perineal membrane is the (　　).

A. frenulum　　　　　　　　　　B. posterior labial commissure

C. perineal body　　　　　　　　D. anococcygeal ligament

E. pubovesical ligament

22. The artery which supplies blood to the major erectile body in both the male and female is the (　　).

A. artery of the bulb　　　　　　B. dorsal artery of the penis/clitoris

C. deep artery of the penis/clitoris　　D. posterior labial/scrotal artery

E. superficial external pudendal artery

23. The vestibular bulbs/hulb of the corpus spongiosum are firmly attached to the

(   ).

   A. perineal membrane   B. ischiopubic ramus   C. ischial spine

   D. pubic symphysis   E. ischial tuberosities

24. The perineum is bounded by all of the following skeletal elements EXCEPT

(   ).

   A. coccyx   B. ischiopubic ramus   C. spine of ischium

   D. symphysis pubis   E. all of the above

（马志健）

第七章

上 肢

一、学习要求

(1) 熟悉上肢的境界、分区和常用的体表标志,熟悉上肢结构、配布特点与功能。

(2) 熟悉三角肌区和肩胛区层次结构特点及临床意义,熟悉肌腱袖的构成及功能,了解肩胛动脉网的位置和构成。

(3) 理解腋区、腋窝、腋腔的基本概念;掌握腋窝的构成和内容物,掌握腋动脉的行程、分段、主要分支分布;掌握臂丛的组成、位置、主要分支的行程与腋血管的关系及临床意义,掌握腋鞘的形成特点及临床意义,掌握腋淋巴结各群的位置、收纳范围及临床意义。

(4) 掌握臂前区浅静脉的位置、行程及临床意义,熟悉臂筋膜的配布特点,掌握臂前、后骨筋膜鞘的构成和内容及临床意义,掌握臂区肌群的位置及功能,掌握臂区血管神经束的特点及功能。

(5) 掌握肘前区浅静脉的位置、行程及临床意义,掌握肘窝的境界和主要内容(肱二头肌腱、肱动脉及分支、正中神经)毗邻与临床意义,熟悉肘关节动脉网的位置与构成。

(6) 掌握前臂区浅筋膜的位置和行程,掌握前臂前、后骨筋膜鞘的构成和内容及临床意义,掌握前臂肌群的位置及功能,掌握前臂前区各血管神经束的特点及功能,熟悉前臂屈肌后间隙的位置和通连。

(7) 掌握手掌的层次与重要结构及临床意义,掌握手掌皮肤和浅筋膜的结构特点及临床意义;掌握腕管的构成和通行结构,掌握尺侧囊和桡侧囊的行程、位置和特点。掌握掌腱膜的位置、形态和功能,熟悉手掌各骨筋膜鞘的构成和内容物,掌握手肌(外来肌、内在肌)的位置和功能;掌握掌浅、深弓的位置和组成,掌握手部筋膜间隙的位置、内容和通连。

(8) 掌握手指掌侧的解剖特点、指腱鞘的构成及临床意义,掌握指髓间隙的解剖特点及临床意义,熟悉手指血管神经束的位置与排列及临床意义。

二、概述

上肢是人类进化最优秀的部位之一,手是上肢最精密的部位。上肢可分为上肢根和自由上肢两部分。上肢根(或称肩部)又分为腋区、三角肌区和肩胛区。自由上肢分为臂、肘、前臂、腕和手。

上肢根部主要由运动上肢带骨和肩关节的胸浅肌、背浅肌、上肢带肌及其浅面的筋膜、皮肤组成,分布于上肢的腋血管和臂丛神经集中由腋区通过。自由上肢各段则以骨、关节为轴,肌跨过关节附着于骨,外面包被筋膜和皮肤。上肢的血供来自锁骨下动脉,神经主要发自臂丛,血管神经多伴行成束,穿行于肌间。与下肢相比,上肢骨轻巧,关节灵活,关节囊薄而松弛,侧副韧带少,肌肉多但小而细长(这和上肢的灵活有关)。

肩部是上肢的活动底座,为上肢的活动和受力提供支撑点,由肩胛骨和肱骨头构成的肩关节是人体最灵活的关节,可以做大范围的屈、伸、收、展和环转运动,从而充分发挥手的抓握功能,保证人类上肢在功能上优于其他动物。由肱尺、肱桡和桡尺近侧关节构成的肘关节是复关节,其中的肱尺关节可沿略斜的额状轴做屈伸运动,桡尺近侧关节与桡尺远侧关节是必须同时运动的联合关节,尺、桡骨之间的骨间膜连接使得前臂的旋转成为可能。由大多角骨与第 1 掌骨底构成的拇指腕掌关节是腕掌关节中最重要的关节,为人类和灵长类所特有,可以做屈、伸、内收、外展、对掌和环转运动。其中的拇指尖的掌面和其他各指的掌面相接触的对掌运动是人手所特有的运动,也是人手作为劳动器官所特有的功能。

三、解剖方法及观察

(一)腋区

1. 尸位
仰卧位,上肢外展。

2. 皮肤切口
①胸部上界切口:沿锁骨切至肩峰,接前次已作切口;②胸部斜切口:自剑突向外上切至乳房环形切口处,再从环形切口切向腋前襞的上部,在此折转沿臂内侧面向下切至臂上、中 1/3 交界处,再折转向外侧环切臂前面至臂外侧缘,接臂后面已做环形切口。

3. 腋窝及其内容物
臂丛、腋动脉及分支、腋静脉及属支、腋淋巴结及疏松结缔组织的解剖与观察。

解剖腋窝外侧壁,上肢外展,充分暴露腋窝,钝性分离腋血管并循腋血管清除筋膜结缔组织与外侧淋巴结,显露腋动、静脉。查认正中神经并向上追查其内、外侧头起始处。循肩胛骨喙突向下修清喙肱肌并查认臂丛外侧束分出的肌皮神经,在腋动、静脉之间剖查内侧束分出的尺神经、臂内侧皮神经和前臂内侧皮神经。清理血管神经时,除保留头静脉及其注入处以上的腋静脉外,其余静脉均予以剖除,以清视野。剖除腋静脉时可先作双重结扎再切断。

解剖腋窝内侧壁,清出前锯肌的境界,查认该肌表面向前下行的胸外侧动、静脉,血管周围的胸肌淋巴结和胸长神经。观察并剖查淋巴结、静脉与筋膜,保留动脉、神经,修清前锯肌。

解剖腋窝后壁,分离腋血管后方的臂丛后束。如血管神经束牵张过紧,可将上臂向前抬起。桡神经向外下方越背阔肌下缘斜向臂后,暂勿远追。在桡神经的上外侧、腋动脉的外侧,清出旋肱前动脉。再在腋动脉后方,清出腋神经与旋肱后动脉,两者向后穿四边孔,继续绕肱骨外科颈后方,向外侧趋行至三角肌附近。在肩胛下肌和大圆肌表面分离出肩胛下动脉及分出的胸背动脉和旋肩胛动脉。肩胛下动脉的分支与肩胛下神经分布于肩胛下肌与大圆肌。胸背动脉与胸背神经分布于背阔肌,旋肩胛动脉则向后穿三边孔至肩胛骨背侧。腋窝后壁的结缔组织中有肩胛下淋巴结,随观察随清除之。

解剖腋窝底和腋窝尖,在腋窝底脂肪组织中有中央淋巴结,观察后与脂肪组织一并清除。腋窝尖有尖淋巴结,清除之。探查腋窝尖与颈根部的连续关系,但不可深追。

(二)肩胛区、三角肌区、臂后区、前臂后区解剖与观察

1. 三边孔、四边孔及通过结构解剖与观察

解剖三角肌区,清理、观察三角肌,然后切断该肌在肩胛冈和肩峰上的起点,翻向外侧。剖查腋神经和旋肱后动脉,前者发出臂外侧上皮神经,至三角肌表面与臂外侧上部的皮肤,肌支入三角肌和小圆肌。

剖查冈下窝,按以下步骤进行。①清理冈下筋膜,分清冈下肌、小圆肌和纵穿大、小圆肌之间的肱三头肌的长头。清除肌间结缔组织时,注意勿伤及在其中通行的血管、神经。②观察四边孔的境界及穿过孔的腋神经和旋肱后动脉。③观察三边孔的境界及通过孔的旋肩胛动脉、静脉。

解剖冈上窝,观察冈上肌,然后从窝面掀起该肌,翻向外侧,寻认经过切迹的肩胛上血管、神经。

2. 肌腱袖解剖与观察

沿冈上肌、冈下肌、小圆肌和肩胛下肌寻认其肌腱,它们的肌腱在近肩关节处连成腱板,该腱板从上、后、前三面包绕肩关节,并与肩关节的关节囊愈着。

3. 剖查深筋膜与肱三头肌与肱骨肌管

修除深筋膜,辨认内、外侧肌间隔,分清肱三头肌各头,观察其附着情况。在肱三头肌长头与外侧头之间钝性分离,沿桡神经沟剖查桡神经与肱深动脉。沿神经走向由内上向外下切断肱三头肌外侧头,打开肱骨肌管,清理动脉、神经。桡神经在管中分支配肱三头肌,并在臂中下段发出前臂后皮神经;桡神经出管后,穿外侧肌间隔转至肘前。肱深动脉在管中分支至肱三头肌和肘关节,其终支为桡侧副动脉。

4. 剖查尺神经与尺侧上副动脉

两者在内侧肌间隔下部的后面降行至肘后尺神经沟。

5. 剖查前臂后群肌

在前群的肱桡肌内侧,剖查由桡侧向尺侧依次排列的桡侧腕长、短伸肌,指伸肌,小指伸肌和尺侧腕伸肌;从下向上分开小指伸肌和尺侧腕伸肌直至近肱骨外上髁处,暴露深层肌和骨间后血管、神经。剖查深层肌的旋后肌、拇长展肌、拇短伸肌、拇长伸肌和示指伸肌。骨间后动脉来自尺动脉的骨间总动脉,骨间后神经为桡神经深支穿过旋后肌的延续,它们分支分布于前臂后群浅、深层各肌。

6. 剖查伸肌腱鞘

沿各伸肌腱切开伸肌支持带,查看各伸肌腱鞘。

（三）臂前区、肘前区和前臂前区解剖与观察

1. 上肢浅静脉和皮神经的解剖与观察

在三角肌、胸大肌间沟内找出头静脉,追踪头静脉到锁骨下窝,它在该处穿过锁胸筋膜注入腋静脉。在肱二头肌外侧沟处找出头静脉,向下剥离至腕部,见其起自手背静脉网的桡侧。在臂下部可找到与其伴行的前臂外侧皮神经,向上追踪,可见其在肘窝上方肱二头肌外侧沟处从肱二头肌与肱肌之间穿出。它是肌皮神经的终末支。在臂部下段肱二头肌内侧沟处找出贵要静脉及伴行的前臂内侧皮神经,于臂中部二者一起穿入深筋膜的深面。在肱骨内上髁上方,贵要静脉附近有时可找到滑车上淋巴结（或肘浅淋巴结）。头静脉和贵要静脉之间的吻合支最主要的为斜行或横行跨过肘窝的肘正中静脉,但也可以没有肘正中静脉,头静脉及贵要静脉只有一个斜行至前臂前面的属支。

2. 深筋膜及肌间隔解剖与观察

按皮肤切口切开臂深筋膜,分别向内、外侧剥离,用镊子将内侧半深筋膜提起,再用刀柄向肱骨内侧钝性剥离,在肱骨中点与肱骨下端之间可观察到分隔前、后肌群的内侧肌间隔,尺神经在臂中点处自前向后穿此隔达其深面（此处可结合臂后区解剖观察时一并观察）。用同样的方法解剖外侧肌间隔,它是分隔肱三头肌与肱肌、肱桡肌和桡侧腕长伸肌之间的膜性结构。桡神经在臂下端穿过外侧肌间隔至臂屈侧（可结合肘前区解剖观察时一并观察）。

解剖观察前臂深筋膜、肱二头肌腱及腕掌侧韧带:观察前臂前面的深筋膜,注意在肘部,由于肱二头肌腱膜的加强而增厚,该腱膜起自肱二头肌腱的内侧缘斜向下内至前臂上份的内侧面。注意观察肱二头肌腱膜的形状和范围,保留此腱膜,以便复习时作为标志。前臂下份的筋膜较薄,但近腕部则有若干横行纤维加强,称为腕掌侧韧带。

3. 解剖臂前肌群

清理肱二头肌,剖查其长、短头。长头入肩关节,不必追踪,短头与喙肱肌一同起于喙突;清理肱肌与喙肱肌,修洁并观察肌皮神经的行径和其至臂前诸肌的分支,剖查肱动脉至这些肌的分支。

4. 剖查肱血管神经束

自腋窝向下沿肱二头肌内侧沟剖查:肱动脉及其分出的肱深动脉和尺侧上副动脉,正中神经（注意与肱动脉的关系）和尺神经。

5. 肘窝及其内容物解剖与观察

清理肘窝的边界,注意起自肱骨内上髁前方的旋前圆肌为其内侧界,由上臂外侧下行的肱桡肌为其外侧界,旋前圆肌和肱桡肌在前臂上份前面夹成一角,二肌之间向深部嵌入形成凹陷,即为肘窝。窝的上界是连于肱骨内、外上髁之间的连线。窝内有脂肪填充,并有重要的血管神经通过。

6. 解剖桡血管神经束

在肱桡肌与旋前圆肌、肱桡肌与桡侧腕屈肌之间清出桡神经浅支和桡动脉。桡神经浅支下行至前臂中、下 1/3 交界处经肱桡肌腱的深侧绕向手背。桡动脉除分出桡侧返动

脉和肌支外,主干在肱桡肌覆盖下与其平行下降,至桡骨茎突远侧转向手背,经拇长展肌腱、拇短伸肌腱深侧,斜过解剖学鼻烟壶,继经拇长伸肌腱的深侧穿第1掌骨间隙。寻认桡动脉掌浅支始部。

7. 解剖尺血管神经束

在尺侧腕屈肌和指浅屈肌之间,剖出尺神经和尺动脉,前者来自尺神经沟,后者来自肘窝,两者伴行至腕部。尺神经在前臂分支支配尺侧腕屈肌和指深屈肌尺侧半,主干下行在前臂中、下 1/3 交界处分出手背支和掌支。手背支转向手背,掌支至手掌皮肤。尺动脉在伴尺神经下行中发有肌支。

8. 解剖正中神经

①在肘下剖查正中神经:在肘窝下切开旋前圆肌,暴露正中神经,它在此处分支支配大部分前臂屈肌,剖查降行于拇长、指深二屈肌间的骨间前神经。正中神经穿旋前圆肌与深侧的尺动脉为邻。尺动脉发出尺侧返动脉与骨间总动脉,后者为一短干,向下分为骨间前、后动脉。骨间前动脉伴同名神经下降,骨间后动脉穿骨间膜至前臂后区。②在前群浅、深肌间剖查正中神经:钝性分离桡侧腕屈肌和旋前圆肌,牵向两侧,可见指浅屈肌的一部分起于桡骨。切断此部起点将指浅屈肌牵向两侧,找出其深面的正中神经,并追修至腕部,其在腕部发掌浅支至手掌皮肤。③在屈肌支持带下方的桡侧:正中神经外侧缘发出一粗短的返支,行于桡动脉掌浅支的外侧并进入鱼际,分布于拇收肌以外的鱼际肌。

(四)腕前区、手掌与手指掌侧面解剖与观察

1. 腕管及通过结构解剖与观察

修洁、观察屈肌支持带深部(腕横韧带)后,将其纵向切断,打开腕管。游离正中神经并将它拉出腕管。纵向切开屈肌总腱鞘,查看其范围,向远侧探查此鞘与小指腱鞘的连通关系。然后从腕管内拉出指浅屈肌腱,观察浅、深屈肌腱的位置关系。找出拇长屈肌腱,切开其腱鞘,向远侧探查是否达拇指。牵出指深屈肌的 4 条腱,查认起于该腱的 4 条蚓状肌。

2. 手掌解剖与观察

切皮:自腕前正中点向下切至中指尖端,沿掌指关节掌侧做横向切口,然后剥离手掌与中指掌侧皮肤,翻至两侧。

解剖掌腱膜:清理掌腱膜与掌短肌,保留皮神经、浅动脉。然后在掌远侧缘切断掌腱膜纤维束,将掌腱膜连同掌短肌和掌长肌腱一同剥离翻起。注意勿损及深面的血管、神经。

解剖掌浅弓和正中神经、尺神经的分支:①解剖掌浅弓的位置、组成(是否与桡动脉的掌浅支相接)和分支(指掌侧总动脉与指掌侧固有动脉,剖查中指两侧即可)。②解剖正中神经。它经腕管入手掌发 3 条指掌侧总神经,再分为指掌侧固有神经至桡侧 3 个半手指皮肤,并分支至第 1、2 蚓状肌。自第 1 指掌侧总神经根部还发出返支至鱼际肌。③解剖尺神经。它伴尺动脉经豌豆骨桡侧入手掌,其深支穿入深部(暂勿追),浅支(发指掌侧总神经和固有神经)分布于尺侧 1 个半手指皮肤。④正中神经和尺神经在腕上发出的掌

支分别至手掌桡、尺侧部的皮肤。

解剖鱼际肌和小鱼际肌：①清理观察鱼际浅层肌(拇短展肌和拇短屈肌)与拇长屈肌腱，然后将两支短肌自起端切断翻起，观察深层的拇对掌肌和拇收肌。②清理观察小鱼际肌浅层肌(小指展肌和小指短屈肌)，然后切断翻起，查认小指对掌肌。

解剖手掌深部：①使腕关节屈曲，将腕管内结构拉出，分向两侧，暴露掌心深部疏松的掌中间隙与鱼际间隙。②查认尺神经的深支与掌深弓，两者伴行。尺神经深支分支支配小鱼际肌，第3、4蚓状肌，拇收肌与骨间肌；掌深弓由桡动脉终支与尺动脉掌深支吻合而成。

3. 手指掌侧面与手指末节解剖与观察

①查看指掌侧固有血管、神经在指侧缘的经过。②修洁腱纤维鞘，然后沿中线纵切，拉出指浅、深屈肌腱，观察其相互关系和止点。③将指屈肌腱拉起，观察肌腱与指骨之间相连的腱纽(腱系膜)。

四、临床联系

1. 腋路阻滞麻醉

颈部深筋膜延续至腋窝，包绕腋动、静脉和臂丛锁骨下部神经形成腋筋膜鞘。腋鞘向上同椎前筋膜相延续，向下止于臂内侧肌间隔。临床上作臂丛锁骨下部神经麻醉时，应将药液注入腋鞘内。腋鞘是一个多室结构，腋鞘内的分隔会阻碍局麻药的扩散，正中神经所在的腔隙同尺神经所在的腔隙之间在臂丛的水平便有了交通，而桡神经所在的腔隙同上述2根神经之间的交通则在臂丛更高的神经股的水平，因此腋路臂丛阻滞对桡神经和肌皮神经阻滞效果可能较差，在进行腋路阻滞麻醉时宜采用多点法阻滞。

2. 腋神经损伤

腋神经是臂丛后束分支，绕过肱骨的外科颈，穿四边孔后支配三角肌。肱骨外科颈骨折、肩关节脱位等均可导致腋神经损伤，腋神经损伤后导致三角肌麻痹，臂部外侧的感觉缺失。

3. 肱骨骨折

肱骨外科颈位于解剖颈下方2～3 cm，是肱骨头松质骨和肱骨干皮质骨交界的部位，易发生骨折。骨折近端受冈上肌、冈下肌牵拉而外展与外旋移位；骨折远端受胸大肌、背阔肌、大圆肌、肱二头肌和三角肌牵拉向前内上方移位。骨折可伴有腋神经损伤，导致三角肌麻痹，上肢不能外展。

肱骨干上部骨折，骨折位于三角肌止点之上，骨折近端因胸大肌、背阔肌及大圆肌牵拉向前内移位，骨折远端受三角肌牵拉向上外移位。肱骨干中部骨折，骨折位于三角肌止点以下，骨折近端因三角肌和喙肱肌收缩向外前移位，骨折远端因肱二头肌、肱三头肌收缩向上移位。肱骨干下部骨折，骨折远段移位随前臂及肘关节位置而异。骨折后病人常将前臂贴胸前，引起骨折远段内旋。桡神经在肱骨中段及中下段后外侧桡神经沟内经过，骨折时常合并桡神经损伤，出现腕下垂、拇指不能外展、掌指关节不能自主伸直等。

4. 骨筋膜鞘综合征

骨筋膜鞘综合征是由骨、骨间膜、肌间隔和深筋膜形成的骨筋膜鞘内肌肉和神经因急性缺血、缺氧而产生的一系列症状和体征。臂部的深筋膜发出臂内侧和臂外侧肌间隔，与肱骨围成臂前、后骨筋膜鞘。前臂的深筋膜以及发出的前臂内、外侧肌间隔与前臂骨和前臂骨间膜形成前臂前、后骨筋膜鞘。其中以前臂前骨间膜综合征为多。骨筋膜鞘综合征一经确诊，应立即切开筋膜减压。早期彻底切开筋膜减压是防止肌肉和神经发生缺血性坏死的唯一有效方法。

5. 腕管综合征

屈肌支持带深部和腕骨沟共同围成腕管，管内有指浅、深屈肌腱及屈肌总腱鞘，拇长屈肌及其腱鞘和正中神经通过。挤压或缩小腕管容量的任何原因都可压迫正中神经而引起腕管综合征（又称为迟发性正中神经麻痹），导致病人拇指、示指、中指产生疼痛和感觉麻木。初期常表现为指端的感觉功能障碍，常常因入睡后数小时出现麻木或烧灼痛而致醒，活动后缓解。

6. 断肢再植

断肢再植包括骨支架的重建、血管的重建、肌肉和肌腱的修复、神经修复以及皮肤覆盖等。为保证血液循环的平衡，血管吻合时动、静脉的比例在 1∶1.5 以上。对于神经的修复应争取在再植手术时一期行神经外膜的缝合或神经束膜的缝合修复、严重撕裂性肢体断裂、神经挫伤重，不易确定切除的长度，则可将神经两端用黑线标记，固定于适当的部位，准备二期修复。缝合时注意皮肤张力，切勿过紧而压迫静脉，影响血液回流。

五、复习思考题

（一）名词解释

1. 四边孔（围成，内容）
2. 臂前骨筋膜鞘（围成，内容）
3. 肘窝（围成，内容）
4. 鱼际间隙（位置，内容）
5. 肱骨肌管（位置，内容）
6. 前臂屈肌后间隙（位置，连通）

（二）单项选择题

1. 触摸桡动脉搏动的肌性标志是（　　）。
A. 拇短展肌腱　　　　B. 拇长展肌腱　　　　C. 掌长肌腱
D. 桡侧腕屈肌腱　　　E. 尺侧腕屈肌腱
2. 测血压听诊触摸肱动脉的标志是（　　）。
A. 正中神经的外侧　　B. 正中神经的内侧　　C. 肱二头肌腱的内侧
D. 肱桡肌腱的内侧　　E. 肱二头肌腱的外侧
3. 关于解剖学的"鼻烟壶"其（　　）。
A. 尺侧界为拇短伸肌腱　　　　B. 桡侧界为拇长伸肌腱
C. 远侧是桡骨茎突　　　　　　D. 窝内有桡神经通过

E. 窝内有桡动脉通过

4. 三边孔和四边孔的共同上界是(　　)。

A. 小圆肌和大圆肌　　　　　B. 小圆肌和背阔肌　　　　C. 大圆肌和肩胛下肌

D. 小圆肌和肩胛下肌　　　　E. 大圆肌和背阔肌

5. 穿锁胸筋膜(喙锁胸筋膜)的结构是(　　)。

A. 胸长神经和胸前神经　　　　　　　　B. 头静脉和贵要静脉

C. 胸肩峰动脉和头静脉　　　　　　　　D. 前臂内侧皮神经

E. 腋神经和旋肱后动脉

6. 沿腋静脉近端侧排列的淋巴结是(　　)。

A. 腋淋巴结腋尖群　　　　B. 腋淋巴结中央群　　　　C. 腋淋巴结外侧群

D. 肩胛下淋巴结　　　　　E. 胸肌淋巴结

7. 桡神经深支穿过(　　)。

A. 肱骨肌管　B. 旋后肌　C. 肱二头肌　D. 旋前圆肌　E. 喙肱肌

8. 穿过四边孔的结构是(　　)。

A. 旋肩胛动脉和桡神经　　　　　　　　B. 旋肱动脉和腋神经

C. 旋肱后动脉和桡神经　　　　　　　　D. 旋肱后动脉和腋神经

E. 旋肩胛动脉和腋神经

9. 臂丛内侧束发出的神经是(　　)。

A. 尺神经和胸长神经　　　　　　　　　B. 尺神经和胸内侧神经

C. 尺神经和胸外侧神经　　　　　　　　D. 尺神经和胸背神经

E. 前臂外侧皮神经

10. 臂丛后束发出的神经是(　　)。

A. 肌皮神经　　　　　　B. 正中神经　　　　　　　C. 腋神经和胸背神经

D. 尺神经　　　　　　　E. 前臂内侧皮神经和臂内侧皮神经

11. 对肌皮神经的描述,正确的是(　　)。

A. 发自臂丛后束　　　　　　　　B. 穿过肱三头肌长头

C. 肌支支配上臂前群的全部肌肉　　　　D. 皮支支配前臂背侧皮肤

E. 以上均不对

12. 属于臂前群肌的是(　　)。

A. 肱桡肌　　B. 肱肌　　　C. 肱三头肌　D. 三角肌　　　E. 旋前圆肌

13. 支配前锯肌的神经是(　　)。

A. 胸背神经　　　　　　B. 肋间神经　　　　　　　C. 腋神经

D. 肩胛下神经　　　　　E. 胸长神经

14. 腋动脉第2段所毗邻的结构是(　　)。

A. 胸大肌　　　　　　　B. 锁骨下肌　　　　　　　C. 胸小肌

D. 肱二头肌　　　　　　E. 以上都不是

15. 在三角肌胸大肌间沟中经行的是(　　)。

A. 头静脉　　　　　　　B. 贵要静脉　　　　　　　C. 肱静脉

D. 锁骨下静脉　　　　　　　E. 腋静脉

16. 乳房外侧部的淋巴管大部分汇入（　　　）。

A. 胸肌淋巴结　　　　　　　　　　B. 腋淋巴结腋尖群

C. 锁骨下淋巴结　　　　　　　　　D. 胸骨旁淋巴结

E. 腋淋巴结外侧群

17. 位于腋窝内侧壁的神经是（　　　）。

A. 胸长神经　　　　　　B. 胸内侧神经　　　　　　C. 胸外侧神经

D. 胸背神经　　　　　　E. 肩胛下神经

18. 由臂丛外侧束发出的是（　　　）。

A. 肌皮神经　　　　　　B. 尺神经　　　　　　　　C. 肩胛下神经

D. 桡神经　　　　　　　E. 胸背神经

19. 穿过三边孔的是（　　　）。

A. 肩胛上动脉　　　　　B. 肩胛下动脉　　　　　　C. 肩胛背动脉

D. 旋肩胛动脉　　　　　E. 旋肱后动脉

20. 肘窝内结构的排列关系为（　　　）。

A. 桡神经位于肱二头肌腱内侧　　　B. 肱动脉位于肱二头肌腱内侧

C. 正中神经位于肱二头肌腱外侧　　D. 尺神经位于肱二头肌腱内侧

E. 最内侧为尺动脉

21. 肱二头肌腱内侧毗邻（　　　）。

A. 桡神经　　　　　　　B. 尺神经　　　　　　　　C. 尺侧上副动脉

D. 旋前圆肌　　　　　　E. 肱动、静脉

22. 受骨间前神经和尺神经双重支配的肌是（　　　）。

A. 旋前方肌　　　　　　B. 旋前圆肌　　　　　　　C. 指浅屈肌

D. 尺侧腕屈肌　　　　　E. 指深屈肌

23. 不经过腕管的结构是（　　　）。

A. 指浅屈肌腱　　　　　B. 指深屈肌腱　　　　　　C. 拇长屈肌腱

D. 正中神经　　　　　　E. 尺神经

24. 手掌中间鞘内有（　　　）。

A. 拇长屈肌腱　　　　　B. 鱼际肌　　　　　　　　C. 正中神经

D. 指浅、深屈肌腱　　　E. 小鱼际肌

25. 支配第1、2蚓状肌的神经是（　　　）。

A. 正中神经　B. 尺神经　C. 桡神经　D. 腋神经　E. 肌皮神经

26. 支配第3、4蚓状肌的神经是（　　　）。

A. 正中神经　B. 尺神经　C. 桡神经　D. 腋神经　E. 肌皮神经

27. 尺神经经过（　　　）。

A. 腕桡侧管　B. 腕尺侧管　C. 腕管　D. 肱骨肌管　E. 桡神经管

28. 延续为前臂外侧皮神经的是（　　　）。

A. 腋神经　B. 桡神经　C. 尺神经　D. 肌皮神经　E. 正中神经

29. 不参与肌腱袖构成的是(　　)。

A. 小圆肌肌腱　　　　　　B. 大圆肌肌腱　　　　　　C. 冈上肌肌腱

D. 冈下肌肌腱　　　　　　E. 肩胛下肌肌腱

30. 经肩胛切迹入冈上窝的是(　　)。

A. 肩胛上神经　　　　　　B. 肩胛背动脉　　　　　　C. 旋肩胛动脉

D. 旋肱后动脉　　　　　　E. 腋神经

31. Axillary nerve injury may cause (　　).

A. deltoid muscle paralysis

B. skin anesthesia over the medial deltoid region

C. lost of arm adduction

D. major paralysis

E. triceps brachii paralysis

32. Midhumeral fracture may not cause (　　).

A. extensor carpi radialis longus paralysis

B. extensor carpi radialis brevis paralysis

C. extensor digitorum

D. flexor carpi ulnaris

E. humeral arterial injury

33. What sesamoid bone develops in the tendon of flexor carpi ulnaris and is therefore not a part of the wrist joint? (　　)

A. capitate　　B. lunate　　C. pisiform　　D. scaphoid　　E. triquetral

34. A deep puncture wound in the palmar surface of the little finger near the proximal IP joint might introduce infection into which synovial cavity? (　　)

A. bursa of flexor carpi ulnaris　　　　B. fibrous digital sheath of fingers

C. intercarpal joint space　　　　　　　D. radial bursa

E. ulnar bursa

35. Which structure is medial to the tendon of biceps brachii? (　　)

A. radial nerve　　　　　　　　　　　B. ulnar nerve

C. brachial artery　　　　　　　　　　D. superior ulnar collateral artery

E. inferior ulnar collateral artery

36. The serratus anterior is innervated by (　　).

A. axillary nerve　　　　　　　　　　B. long thoracic nerve

C. thoracodorsal nerve　　　　　　　　D. intercostobrachial nerve

E. subscapular nerve

37. Which structure is not in the cubital fossa? (　　)

A. brachioradialis　　　　　B. median nerve　　　　　C. brachial artery

D. cubital lymph node　　　　E. tendon of biceps brachii

38. Which lymph node lies along the lateral thoracic artery? (　　)

A. pectoral lymph node   B. lateral lymph node

C. subscapular lymph node   D. central lymph node

E. apical lymph node

39. Which structure passes through the triangular space? (　　)

A. axillary artery   B. anterior humeral circumflex artery

C. circumflex scapular artery   D. thoracodorsal nerve

E. axillary nerve

40. Which structure is pieced by the deep branch of radial nerve? (　　)

A. coracobrachialis   B. pronator teres

C. supinator   D. triangular space

E. quadrangular space

41. Which description about axillary nerve is right? (　　)

A. arising from posterior cord and accompanied by anterior humeral circumflex artery

B. accompanied by deep humeral artery and run along humeromuscular tunnel

C. accompanied by circumflex scapular artery

D. accompanied by posterior humeral circumflex artery

E. piecing the triangular space

42. Which description about radial artery is wrong? (　　)

A. accompanied by superficial branch of radial nerve in middle part of forearm

B. accompanied by two veins

C. deep to brachioradialis

D. is palpated at base of snuff box

E. is medial to flexor carpi radialis

43. Which muscle is innervated both by ulnar and median nerves? (　　)

A. palmar interossei   B. dorsal interossei   C. lumbraicals

D. opponens pollicis   E. opponens digiti minimi

44. In fracture of the surgical neck of humerus, accompanied by deltoid paralysis, the injured nerve is (　　).

A. infrascapular nerve   B. long thoracic nerve   C. thoracodorsal nerve

D. axillary nerve   E. radial nerve

45. Which is medial to the medial bicipital groove? (　　)

A. brachial artery and median nerve

B. brachial artery, median nerve and basilic vein

C. brachial artery, median nerve and radial nerve

D. brachial artery, median nerve and cephalic vein

E. brachial artery, median nerve and ulnar nerve

46. Which structure passes through the carpal canal? (　　)

A. flexor carpi ulnaris   B. deep branch of ulnar nerve

C. ulnar artery   D. median nerve

E. radial artery

47. If the second part of the axillary artery was interrupted, collateral blood flow could pass from branches of the thyrocervical trunk into which artery? (   )

A. anterior humeral circumflex artery   B. circumflex scapular artery

C. deep brachial artery   D. posterior humeral circumflex artery

E. thoracoacromial artery

48. After trying to throw a curve ball, a pitcher lost sensation from the tip of the little finger. This indicates which nerve is injured? (   )

A. radial nerve   B. ulnar nerve

C. median nerve   D. musculocutaneous

E. medial antebrachial cutaneous

49. The deep palmar arch (   ).

A. is formed by terminal branch of ulnar artery and superficial palmar branch of radial artery

B. lies in midpalmar space

C. gives off three common palmar digital arteries

D. is superficial to deep branch of ulnar nerve

E. supplies the lateral thenar muscles

50. The short head of biceps brachii is innervated by (   ).

A. radial nerve   B. ulnar nerve   C. medial nerve

D. axillary nerve   E. musculocutaneous

（王德广）

第八章

下　肢

一、学习要求

（1）掌握下肢重要体表标志，熟悉下肢的表面解剖特点。

（2）掌握下肢浅层结构中大隐静脉、小隐静脉的起止、行程、交通关系、属支类型及其临床意义。

（3）熟悉髋关节周围的动脉网吻合情况及其临床意义；掌握梨状肌上、下孔的构成和出入这些孔道的血管、神经及临床意义。

（4）熟悉股前内侧区的表面解剖特点；掌握阔筋膜及其形成的髂胫束和卵圆窝的形态结构特点、功能及临床意义；熟悉股部骨筋膜鞘的构成、主要内容及临床意义；掌握股部中份的横断面结构及临床意义；掌握肌腔隙、血管腔隙的构成及内容物；掌握股鞘与股管的构成、内容物及临床意义；掌握股三角的境界、位置、构成及其内容的排布关系；掌握股三角的交通关系。

（5）掌握腘窝的位置、境界及其内容物的组成、排列及临床意义。

（6）掌握胫前胫后血管、神经的起止、行程及分布；熟悉小腿中份的横断面结构及其临床意义。

（7）掌握踝管的构成、内容物及其排列关系与临床意义；掌握足背动脉的位置、分支、分布及其与腓深神经的关系。

二、概述

下肢的基本结构分为浅层结构和深层结构。浅层结构包括皮肤和浅筋膜，内有浅静脉、皮神经、浅淋巴结及浅淋巴管等。深层结构有深筋膜发出肌间隔与骨膜附着，形成骨筋膜鞘，血管神经穿行其间，也由筋膜包绕形成血管神经鞘。对于下肢而言，掌握肌间隔和血管神经鞘的配布，对于显露神经血管和神经干阻滞麻醉等有临床意义。

1. 浅层结构

下肢浅层结构中重点内容为浅静脉，即大隐静脉和小隐静脉，下肢静脉曲张也多发生于此。大隐静脉起自足背静脉网内侧，经内踝前方沿小腿和大腿内侧上行，在耻骨结节外下方穿隐静脉裂孔入股静脉。大隐静脉穿隐静脉裂孔前收纳 5 条属支，5 条属支汇入大隐静脉有多种情况。

2. 深层结构

下肢深层结构主要由深筋膜包绕肌肉、神经、血管并分隔肌群形成肌间隔、血管神经鞘和骨筋膜鞘。

3. 下肢的血管神经通道

腹、盆部的血管、神经通过不同的孔道，进入下肢，分布于不同的区域，并相互联系。

（1）臀部通道　臀部借梨状肌上、下孔及坐骨小孔与盆腔、会阴部和股后区相通。这些孔裂是血管、神经出入的通道，感染时可互相蔓延。

（2）股部通道　此通道是腹、盆部血管和神经经股前区到达腘窝的通道，由肌腔隙和血管腔隙、股三角和收肌管构成，形似漏斗。肌腔隙和血管腔隙形似漏斗口，股三角形似漏斗圆锥，收肌管形似漏斗管，重要的血管和神经穿经全程到达腘窝。

（3）腘窝和小腿血管神经束　腘窝位于膝后区，为一个较大的菱形间隙，有腘血管及坐骨神经的两大分支（胫神经和腓总神经）通过。小腿血管神经束主要是位于小腿后区的胫后血管、胫神经和位于小腿前区的胫前血管、腓深神经。腓浅神经走行于小腿外侧骨筋膜鞘内。

（4）踝部骨纤维管道　踝前区骨纤维管由伸肌支持带与骨面形成，有小腿肌前群肌腱及足背血管和腓深神经通过；踝后区骨纤维管由屈肌支持带与内踝和跟骨内面围成，形成踝管，有小腿后群肌腱和胫后血管及胫神经通过。

（5）足底骨筋膜鞘　足底由深筋膜形成三个骨筋膜鞘，容纳足底肌群，肌群间有足底内、外侧血管和神经穿行。

三、解剖方法及观察

1. 尸位和皮肤切口划线

尸体取仰卧位及俯卧位，做皮肤切口划线。①自髂前上棘沿腹股沟韧带至耻骨结节做一个斜切口；②自耻骨结节绕阴囊或大阴唇沿会阴股沟至股内侧区，然后垂直向下做一个纵切口至胫骨粗隆平面；③沿上一个切口下端向外侧越过小腿前面至其外侧，做一个水平切口；④自胫骨粗隆向下，沿胫骨前缘向下做一个纵切口，直至内踝下方；⑤沿上一个切口下端向外侧越过足背前面至其外侧，做一个水平切口；⑥从两侧髂后上棘连线中点向下做一个纵切口，至尾骨尖；自纵切口上端沿髂嵴向前外做一个弧形切口至髂前上棘；自纵切口下端沿臀沟下方做一个弧形切口至股外侧区；⑦沿大腿后部中线向下做一个纵行切口，直至内踝与外踝下方的连线；⑧沿胫骨粗隆平面，在小腿后面由内向外做一个水平切口；⑨分别从内踝和外踝稍下方向足跟各做一个斜切口，与上述纵切口的下端相接。

2. 摸认体表标志

摸认下肢各部重要体表标志：腹股沟韧带、耻骨结节、髂前上棘、股骨大转子、髌骨两侧的股骨内、外侧髁、股骨内侧髁上方的收肌结节、胫骨上端的内、外侧髁、胫骨下端的内踝、腓骨上端的腓骨头及下端的外踝。

在标本上对下肢重要的动脉干及神经干的体表投影进行划线。①下肢动脉的体表投影如下。股动脉：大腿在外展旋外位，自腹股沟中点至收肌结节连线上三分之二为股动脉体表投影;胫前动脉:从胫骨粗隆与腓骨头连线的中点与两踝之间前面中点的连线;足背动脉:自两踝间前面中点至第一跖骨间隙近侧部的连线;胫后动脉:在腓骨颈水平从小腿后面中线外侧1~2 cm至内踝和跟骨内侧结节间的中点的连线。②神经干体表投影如下。坐骨神经:髂后上棘与坐骨结节连线的上、中三分之一交点,坐骨结节与股骨大转子连线的中点,股骨两髁之间的中点,此三点的连线即为坐骨神经在臀部和股后区行经的投影。臀上动、静脉与神经:自髂后上棘至股骨大转子尖连线的上、中三分之一交点,即为臀上动、静脉及神经出盆处的投影。臀下动、静脉与神经:自髂后上棘到坐骨结节外侧缘的连线中点,即为臀下动静脉及神经出盆处的投影。

3. 下肢解剖操作

1）下肢浅层结构解剖

（1）皮肤切口及翻皮　沿上述皮肤切口划线切开皮肤,并将各局部皮肤依其划线向外侧翻开。注意勿伤及深方的神经和血管。

（2）解剖浅筋膜　①在股前内侧部浅筋膜内找出大隐静脉,向下追踪修洁至足背静脉网,观察起自足背静脉弓的大隐静脉的位置、走行,向上追踪至静脉穿耻骨结节外下方的筛筋膜处。在修洁过程中,注意观察沿大隐静脉末端纵行排列的腹股沟浅淋巴结下组;在浅筋膜内寻找大隐静脉近侧段的五个属支:来自股前外侧的股外侧浅静脉、来自股后内侧的股内侧浅静脉、来自外生殖器的阴部外静脉、来自脐以下的腹前壁的腹壁浅静脉以及来自腹股沟外侧部的旋髂浅静脉。后三支静脉都有同名的浅动脉相伴。清除该部位浅筋膜,观察大隐静脉和浅动脉穿行筛筋膜的情况。②从股上部前外侧,向下分离并清除浅筋膜,查看穿过浅深筋膜的皮神经。最靠上外侧的,约在髂前上棘下方10 cm处浅出的为股外侧皮神经,其余为股神经的前皮支,越在内侧的分支,浅出部位越远。伴大隐静脉的为隐神经。有时可见到闭孔神经的皮支。③在小腿后方中线处的浅筋膜内找到小隐静脉。向上观察至其在腘窝下角外穿深筋膜,并观察其与大隐静脉间的吻合情况,向下追踪至外踝后下方。与其伴行的是腓肠神经,向上追踪其至腓肠外侧皮神经的交通支和腓肠内侧皮神经的吻合处。剥除整个下肢的浅筋膜。

2）解剖股三角和收肌管

（1）股三角　在股前区,清除阔筋膜,显露股三角,修洁构成三角外、内侧界的缝匠肌和长收肌的内缘,以及构成上界的腹股沟韧带。查看位于股三角内侧部的股鞘,它是包裹股动、静脉和股管的筋膜管,呈漏斗状。切开股鞘,可见到股鞘被两个纤维隔分成三个腔隙,股动脉居外,股静脉居中,内侧为股管。追踪股动脉,查看股动脉的分支股深动脉及股深动脉的分支旋股内、外侧动脉,该二动脉参与构成髋关节动脉网。观察股静脉与股动脉的伴行情况,观察大隐静脉汇入股静脉的情况。在股动脉外侧找出穿肌腔隙下行至股三角的股神经,向下略作修洁,可见其分成许多细支,其最长分支为隐神经,伴股动脉外侧下行,穿入收肌管。探查股管,可见其为一个锥形筋膜管,长度约1.5 cm,内含脂肪组织和淋巴结。观察股环,辨认其四界构成。

（2）收肌管　在大腿中三分之一处,修洁游离缝匠肌,拉向外侧,可见大收肌腱板架于股内侧肌和大收肌之间。剖开前壁,确认收肌管各界,观察股血管与隐神经三者的位置关系,体会自股三角到收肌管,血管、神经位置的动态变化。

3）臀区的解剖

尸体取俯卧位，显露臀区浅筋膜，该区浅筋膜较厚，内行臀上、中、下皮神经，不必细找，参考教科书及图谱，了解其来源和分布即可。清除浅筋膜，查看臀大肌；用刀柄或手指分别从臀大肌上、下缘处插入其深面，将其深方结构分离，观察臀大肌的起止情况。垂直肌束切断此肌，将肌肉上、下翻起，可见到或触摸到穿入肌上部的臀上血管和穿入肌下部的臀下血管和神经。修洁臀中肌，钝性分离臀小肌，在臀中肌下方修洁梨状肌，梨状肌穿坐骨大孔后止于股骨大转子，将坐骨大孔分为梨状肌上、下孔。坐骨大孔下方，坐骨小切迹与骶棘韧带和骶结节韧带围成坐骨小孔。观察梨状肌上、下孔及坐骨小孔。观察闭孔内肌及股方肌等。

（1）梨状肌上孔　经该孔出入的血管、神经由外向内依次是臀上神经、臀上动脉和臀上静脉。分布于臀大肌、臀中肌、臀小肌和阔筋膜胀肌。

（2）梨状肌下孔　经该孔出入的血管、神经由外向内依次是坐骨神经、股后皮神经、臀下神经、臀下动脉、臀下静脉、阴部内动脉、阴部内静脉及阴部神经等。解剖时应注意观察坐骨神经的穿出部位与梨状肌的关系，观察坐骨神经走行投影的体表标志，观察坐骨神经的分支类型。

（3）坐骨小孔　坐骨小孔由骶棘韧带、坐骨小切迹与骶结节韧带共同构成，阴部内血管、神经穿梨状肌下孔出盆腔，再经坐骨小孔至会阴，排列顺序由外至内依次为阴部内动脉、静脉和阴部神经。显露坐骨小孔，找出阴部神经和阴部内血管，查看它们自梨状肌下孔穿出，经坐骨小孔进入坐骨肛门窝的情况。

4）解剖股后区

由臀部向下追踪并修洁坐骨神经直至腘窝，观察其走行及分支情况；在臀大肌下缘与股二头肌长头外缘夹角处，神经浅面无肌肉覆盖，位置较表浅，是神经易受损伤的部位，同时也是临床上易暴露神经的部位。修洁大腿肌后群，查看并辨认半膜肌、半腱肌和股二头肌长头均起自坐骨结节，而股二头肌短头起自股骨粗线。提起股二头肌，查看股深动脉的穿动脉。

5）解剖腘窝

清除腘窝处的浅筋膜，打开深筋膜，修洁并观察腘窝构成，上外侧界为股二头肌，上内侧界为半腱肌和半膜肌，下内、外侧界分别为腓肠肌内、外侧头。摘除腘窝内脂肪，在股二头肌腱的内侧找出腓总神经，追踪其沿肌腱内侧向下，在腓骨头下方绕腓骨颈潜入腓骨肌。沿腘窝正中线找出胫神经，查看其走行及分支情况；将胫神经修洁后拉向外侧，显露其深面包裹腘动、静脉的血管鞘，切开血管鞘，修洁腘静脉，观察小隐静脉的注入部位，在腘静脉的深面找出腘动脉，大致观察腘动脉的肌支及5条关节支，并试着确认它们各自的名称。观察腘血管与胫神经的伴行情况及向上与收肌腱裂孔和股后区的延续情况，观察腘动脉与腘窝底的位置关系，因腘动脉贴靠股骨腘面，故股骨下端骨折及膝关节后脱位时易损伤腘动脉，造成大量出血。

6）解剖小腿

小腿分为前、后、外三区。

（1）小腿前区　沿前中线切开深筋膜，在小腿下端前面由内向外辨认胫骨前肌腱，姆长伸肌腱和趾长伸肌腱;追踪修洁小腿前区的血管、神经(包括胫前动脉、静脉和腓深神经),此区血管、神经始终紧贴小腿骨骼表面下行,剥开胫骨前肌和趾长伸肌即可见到。该区血管神经关系处于动态变化之中,胫前血管在全程不仅被腓深神经从其前方跨过(上部居外,中部居前,下部居内),在伸肌上支持带处,尚被一肌(姆长伸肌)由其前方跨过。

(2)小腿外区 小腿外区内有腓骨长、短肌及腓浅神经。辨认浅层的腓骨长肌和深层的腓骨短肌,在腓骨头后方找到已显露的腓总神经,查看腓总神经分为腓浅、深神经的情况,追踪腓浅神经,可见其先处于腓骨长肌深面,后处于腓骨短肌前缘下行,观察其分出的肌支。

(3)小腿后区 保留小隐静脉,除去小腿后区浅筋膜,观察内踝后下方由小腿深筋膜增厚形成的屈肌支持带。除去深筋膜。①解剖小腿后肌群:修洁腓肠肌内外侧头,将二头与深方的比目鱼肌分离,在血管神经入肌位置以下横断腓肠肌二头,并翻向起止点,查看比目鱼肌及三头汇成的跟腱,用刀柄或手指从比目鱼肌内、外缘插入深方,钝性分离,沿肌起端弧形切断肌腹,翻向下,观察其深面的深层肌,自内向外辨认趾长屈肌,胫骨后肌和姆长屈肌;注意胫骨后肌先居于趾长屈肌与姆长屈肌之间,以后肌腱斜向下内,经趾长屈肌腱深方至其内侧,至踝部直接位于内踝后面。②查认血管神经:小腿后区有两条动脉,一条神经,即胫后动脉、腓动脉和胫神经。胫后动脉及两条伴行静脉与胫神经伴行向下,追踪它到屈肌支持带,并观察其至后群深层肌的分支。在胫后动脉上段,找出它发出的粗大的腓动脉。追踪它斜向下外,入姆长屈肌深面,至外踝部终于跟支。

7)解剖踝管

用镊子紧贴内踝后面插入屈肌支持带深面,切开屈肌支持带。将其翻向内下即暴露踝管内的4个骨纤维管及各自容纳的结构,自前向后分别为:①胫骨后肌腱及腱鞘;②趾长屈肌腱及腱鞘;③胫后血管和胫神经;④姆长屈肌腱及腱鞘。

四、标本示教

1. 股部中 1/3 横断面解剖

在股部中 1/3 横断面解剖标本上,观察断面结构。可见浅层结构为皮肤和浅筋膜,在前内侧的浅筋膜内有大隐静脉。深筋膜向深部有肌间隔,深入各肌群之间,形成前、后、内骨筋膜鞘。前骨筋膜鞘内有大腿肌前群、股血管和隐神经,股骨大部分被股四头肌包绕;股内侧肌、缝匠肌及长收肌间的收肌管,内含股血管和隐神经;内侧骨筋膜鞘有内收肌群及股深血管;后骨筋膜鞘内主要为股后肌群,在阔筋膜深面,可见股后皮神经。

2. 小腿中 1/3 横断面解剖

横断面外周表层为皮肤,皮下为浅筋膜,浅筋膜内靠近前内侧可见大隐静脉及其伴行的隐神经;后面中份有小隐静脉,与小隐静脉伴行的是腓肠内、外侧皮神经。深筋膜与胫骨、腓骨及骨间膜共同构成前、后、外三个骨筋膜鞘,各鞘内分别容纳前、后和外侧群肌及相应的血管和神经,前鞘内有胫前血管和腓深神经,后鞘内有胫后血管和胫神经及腓血管,外侧鞘内有腓浅神经通过。

3. 足部标本示教

(1)足背 可见各伸趾肌腱,包括胫骨前肌腱、姆长伸肌腱、趾长伸肌腱。趾长伸肌腱的深面可看到趾短伸肌和踇短伸肌。胫前动脉下行至踇长伸肌腱外侧,更名为足背动脉。足背动脉前行至第1跖骨间隙近侧端处分为足底深动脉和第1跖背动脉。

(2)足底　足底浅筋膜致密,深筋膜中间部最厚,形成足底腱膜,后方附跟骨,向前分裂为五束到1～5趾。足底腱膜深方,可见足底肌。足底肌第1层由内向外依次为踇展肌、趾短屈肌和小趾展肌;第2层为趾长屈肌腱和踇长屈肌腱。足底内、外侧动脉和神经来自于胫后血管和胫神经。足底内侧动脉较细,营养足底肌内侧群;足底外侧动脉较粗,在第1跖骨间隙附近,与足背动脉的足底深动脉吻合形成足底弓,从弓上发出4支跖足底动脉,行向足趾。足底内、外侧神经与相应的动脉伴行。

五、临床联系

1. 临床测定股骨大转子向上移位的两种方法

(1)髂坐线(Nelaton线)测定法　取侧卧位,髋半屈,在髂前上棘和坐骨结节之间引一条连线。正常情况下大转子尖端应在此线上或以下,或最多不超过此线1 cm,如果向上超过此限度,可认为大转子向上移位,多见于髋关节脱位和股骨颈骨折。

(2)髂转线(Schoemaker征)测定法　体位仰卧,两腿伸直并拢,两髂前上棘在同一水平面。自两侧大转子尖端向髂前上棘连一条线,向腹壁延伸。正常情况,该线在脐或脐以上于腹前正中线上相交,为Kaplan点,若大转子上移,如髋关节脱位或股骨颈骨折,则交点移至脐下或偏向健侧。

2. 下肢静脉曲张

下肢浅静脉主要是大隐静脉和小隐静脉,因下肢位置较低,压力较大,而静脉在皮下缺乏有力支持,如果长期直立工作或慢性腹压增高,静脉血回流阻力增大,易导致管壁扩张,继而管壁伸长、迂曲,形成静脉曲张。在大、小隐静脉内都有丰富的静脉瓣,保证血液回流和防止逆流。大、小隐静脉属支彼此之间有交通支,与深静脉之间也借穿静脉吻合。穿静脉连接深、浅静脉,也有静脉瓣,保证血液可由浅部向深部流动,阻止血液自深静脉逆流入浅静脉。当静脉瓣膜功能不全,或深静脉血流受阻,浅静脉血向深静脉回流出现障碍甚至浅、深静脉血液逆流时,便可产生下肢静脉曲张。小腿部穿行静脉的数目较大腿部多,因此小腿部静脉曲张的机会多于大腿部。由于曲张静脉的长期淤血,患侧小腿部,特别是小腿部下1/3及踝部的皮肤及皮下组织多发生营养不良,导致慢性溃疡等病变。此外,也可因静脉本身的损伤而破裂出血,更甚者可致血栓性静脉炎。外科处理曲张的静脉和溃疡病变时,要结扎穿静脉。在大隐静脉曲张,行大隐静脉高位结扎和切除术时,必须分别结扎和切断大隐静脉的5条属支以及与深静脉的交通支。

3. 股疝

股疝是指腹腔脏器经股环突入到股管内,可直达隐静脉裂孔处。由于隐静脉裂孔是阔筋膜上的一个薄弱部分,因此当疝进一步发展时,可由此孔突出至皮下,在耻骨结节下外方形成肿物。股疝的内容物多是小肠或肠系膜,股环本身狭小,构成股环的四壁均为坚韧的韧带,弹性小,不易扩张,因此股疝容易嵌顿,小肠和肠系膜等疝内容物长期受压,血供障碍可出现坏死。此外,股疝疝囊外侧有股静脉,手术时需注意防止损伤。

4. 坐骨神经

坐骨神经是全身最大的神经,骶丛的分支,穿梨状肌下孔出盆腔,经坐骨结节与股骨大转子之间入股后区。在臀部坐骨神经与梨状肌的位置关系常有以下几种类型:以一总干穿梨状肌下孔者最常见,约占 66.3%;坐骨神经在盆内分为两支,胫神经出梨状肌下孔,腓总神经穿梨状肌肌腹者次之,约占 27.3%;其他变异型者约占 6.4%。因坐骨神经与梨状肌关系十分密切,故当梨状肌损伤、出血肿胀时,可压迫坐骨神经引起腰腿痛,称为梨状肌损伤综合征。坐骨神经在臀大肌下缘和股二头肌长头外侧缘夹角处,位置表浅,无肌肉覆盖,是显露坐骨神经的适宜部位,同时也是坐骨神经易受损伤的部位。坐骨神经损伤的外科手术修复效果不佳,足部小肌肉的主动运动很少恢复,感觉恢复也不完全,目前,利用干细胞移植修复坐骨神经损伤已成为学者关注的热点。坐骨神经在股后区发出的肌支,大都起自内侧,因此其外侧可视为安全区。在显露坐骨神经时,应沿神经的外侧缘分离,以免损伤其至股后肌群的分支。

5. 股骨骨折

股骨骨折后,受暴力作用和不同肌肉的牵引,及本身的重力和搬运的影响等,断骨常可发生移位。如股骨上 1/3 骨折,近折段骨受髂腰肌、臀中肌、臀小肌和髋关节旋外诸肌的牵拉,可发生屈曲、旋外和外展移位。近折段越短,移位越明显。而远折段则受内收肌群、股四头肌和股后肌群的牵拉而向上、向后、向内移位,导致向外成角和短缩畸形;股骨中 1/3 段骨折,上断端移位与上 1/3 相似,由于内收肌群的牵引,把股骨下断端拉向上、内,而使断处向外成角状突出;股骨下 1/3 骨折,上断端因内收肌的作用略向前内方移动,下断端受腓肠肌的牵拉而向后倾斜,突入腘窝,有压迫或刺破腘血管及损伤坐骨神经的危险。

6. 胫骨骨折

因胫前、后血管贴近胫骨干下行,胫骨骨折时常伤及小腿的血管。胫骨上 1/3 骨折时,远折段受大腿肌牵引,可向上移位,可压迫腘动脉,腘动脉向下分为胫前、后动脉,因此易导致小腿缺血。胫骨中、下 1/3 交界处,骨干较细,容易骨折,其血液供应主要来自滋养血管,此部骨折后,可损伤滋养血管,引起局部供血不足。影响骨折愈合。

7. 足趾移植再造手指的解剖学要点

足趾移植再造手指的术式最早由 Nicoladons 与 1898 年提出,我国则由杨东岳等在1966 年首先成功应用第二足趾游离移植再造拇指获得成功。由于足趾趾蹼短,因此临床上多选用第二足趾进行带蒂或游离移植,多趾移植再造时可一侧供足取两个足趾或两侧各取第二足趾,然后再组合移植。足趾移植再造时动脉的组合通常是足背动脉和桡动脉的腕背支。足趾移植中手术成败的关键是第一跖背动脉的解剖和游离。而第一跖背动脉的位置和口径各不相同,根据与骨间肌的位置关系可分为浅表型、深型和肌内型;根据其外径分为粗型、中型和细型。临床操作中应注意其位置分型游离该动脉。第一跖背动脉在趾蹼处分支,进入第二趾的分支口径过小,可引起移植后血循环的危象。对血循环危象的预防,提高血管吻合技术、正确处理血流动力学的变化及适当应用抗凝解痉药物是常用的三条基本措施。

六、复习思考题

(一) 名词解释

1. 梨状肌下孔
2. 血管腔隙
3. Femoral triangle
4. Femoral canal
5. 踝管

(二) 单项选择题

1. A 32-year-old patient received a badly placed intramuscular injection to the posterior part of his gluteal region. The needle injured a motor nerve in the area. He had great difficulty rising to a standing position from a seated position. Which muscle was most likely affected by the injury? (　　)
  A. gluteus maximus　　　　B. gluteus minimus　　　　C. hamstrings
  D. iliopsoas　　　　　　E. obturator internus

2. Which of the following arteries supplies the head of the femur in early childhood but no longer in adult? (　　)
  A. superior gluteal　　　　　　B. lateral circumflex femoral
  C. a branch of the obturator artery　　　D. inferior gluteal
  E. internal pudendal

3. Which of the following ligaments is responsible for stabilization of the hip joint in childhood? (　　)
  A. iliofemoral　　　　　　B. pubofemoral
  C. ischiofemoral　　　　　　D. ligament of the head of the femur
  E. transverse acetabular ligament

4. A 30-year-old man was bitten superficially on his posterior thigh by a dog. Which group of nodes will first receive lymph from the infected wound? (　　)
  A. internal iliac　　　　B. external iliac　　　　C. superficial inguinal
  D. deep inguinal　　　　E. sacral

5. What is the most anterior of the structures that pass through the tarsal tunnel? (　　)
  A. flexor hallucis longus tendon　　　　B. plantaris tendon
  C. tibialis anterior tendon　　　　D. tibialis posterior tendon
  E. tibial nerve

6. Which of the following tributaries is not draining into the great saphenous vein? (　　)

A. the superficial epigastric vein　　　B. the superficial iliac circumflex vein

C. the external pudendal vein　　　D. the superficial medial femoral vein

E. the internal pudendal vein

7. Which of the following structures do not pass through the lacuna vasorum?
(　　)

A. the femoral canal　　B. the femoral artery　　C. the femoral nerve

D. the femoral vein　　E. none of the structures above

8. What is the most common nerve supply of the fibularis (peroneus) tertius?
(　　)

A. sural　　　　　　　B. lateral plantar

C. deep fibular (peroneal)　　　　D. superficial fibular (peroneal)

E. tibial

9. Which of the following vein would be expected in the superficial tissues of the
popliteal fossa? (　　)

A. popliteal vein　　B. perforating tributary to the deep femoral vein

C. great saphenous vein　　D. lesser saphenous vein

E. superior medial genicular vein

10. Which of the following structures is not the structure to construct the lacuna
vasorum? (　　)

A. the inguinal ligament　　　　B. the ilium

C. the pectineal ligament　　　　D. the iliopectineal arch

E. the lacunar ligament

11. Which of the following structures not passing through the infrapiriform
foramina? (　　)

A. the sciatic nerve　　　　B. the inferior gluteal artery

C. the inferior gluteal nerve　　　　D. the internal pudendal artery

E. the lateral femoral cutaneous nerve

12. Which of the following structures is not formed the boundary of the popliteal
fossa? (　　)

A. the biceps femoris　　　　B. the semitendinosus

C. the semimembranosus　　　　D. the gastrocnemius

E. the adductor longus

13. Which muscle supplied by the inferior gluteal nerve? (　　)

A. gluteus medius　　B. gluteus minimus　　C. gluteus maximus

D. tensor fasciae latae　　E. rectus femoris

14. Which of the following nerve roots is responsible for the ankle reflex test?
(　　)

A. L2　　　B. L3　　　C. L4　　　D. L5　　　E. S1

15. What is the landmark to feel the pulse of the femoral artery? (　　)

A. adductor canal　　　　B. femoral triangle　　　　C. popliteal fossa

D. inguinal canal　　　　E. pubic symphysis

16. A 8-year-old girl accidentally stepped on a sharp snail shell, and the wound was cleaned and sutured. One week later, it is seen that she has great difficulty in flexing her big toe. Which nerve was most likely damaged by the piercing of the shell? (　　)

A. lateral plantar nerve　　　　　　　　B. medial plantar nerve

C. sural nerve　　　　　　　　　　D. superficial fibular (peroneal) nerve

E. deep fibular (peroneal) nerve

17. Which of the following structures is not located in the popliteal fossa? (　　)

A. popliteal vein　　　　B. popliteal artery　　　　C. popliteal nerve

D. common peroneal nerve　　E. tibial nerve

18. Which of the following structures pass through the posterior osteofibrous tunnel of the malleolar canal? (　　)

A. tendon of the flexor hallucis longus　　B. tendon of the tibialis posterior

C. tendon of the flexor digitorum longus　　D. the posterior tibial vessels

E. the tibial nerve

19. Which of the following muscles is not belongs to the medial group of the thigh? (　　)

A. sartorius　　　　B. adductor longus　　　　C. adductor brevis

D. adductor magnus　　E. gracilis

20. Which of the following muscles is not the components of the quadriceps femoris? (　　)

A. rectus femoris　　　　B. vastus lateralis　　　　C. vastus medialis

D. vastus intermedius　　E. sartirius

21. Nelaton 线是指侧卧、髋关节半屈位时(　　)。

A. 坐骨结节至髂后上棘的连线　　　　B. 坐骨棘至髂前上棘的连线

C. 坐骨结节至髂前上棘的连线　　　　D. 大转子尖至髂后上棘的连线

E. 大转子尖至髂前下棘的连线

22. 关于 Kaplan 点的叙述,下列描述正确的是(　　)。

A. 髋关节脱位时,该点偏向患侧　　　　B. 股骨颈骨折时,该点在脐上

C. 股骨颈骨折时,该点偏向患侧　　　　D. 正常情况下,该点在脐上

E. 测量时,应为侧卧位,两腿伸直并拢

23. 穿收肌腱裂孔的结构有(　　)。

A. 股血管　　B. 股神经　　C. 隐神经　　D. 胫神经　　E. 坐骨神经

24. 股三角的境界是(　　)。

A. 腹股沟韧带、耻骨肌和缝匠肌　　　　B. 腹股沟韧带、长收肌和骨薄肌

C. 腹股沟韧带、股直肌和缝匠肌　　　　D. 腹股沟韧带、长收肌和缝匠肌

E. 以上都不对

25. 关于小隐静脉的叙述,下列哪项是正确的?（　　）

    A. 经外踝前方向上与腓深神经伴行　　　　　　B. 在腘窝中点穿深筋膜注入腘静脉

    C. 在腘窝与胫神经伴行　　　　　　　　　　　D. 经外踝后方向上与腓肠神经伴行

    E. 全长与腓肠内侧皮神经伴行

26. 既屈髋关节又屈膝关节的肌肉是（　　）。

    A. 股直肌　　　　　　　　B. 半腱肌　　　　　　　　C. 股二头肌

    D. 缝匠肌　　　　　　　　E. 上述都不是

27. 后交叉韧带（　　）。

    A. 限制股骨在胫骨上向后滑动

    B. 从胫骨行向前上并向外侧,止于股骨

    C. 在小腿伸直时完全放松

    D. 限制股骨在胫骨上向前滑动

    E. 限制胫骨外旋

28. 最易发生骨坏死的骨折是（　　）。

    A. 股骨干骨折　　　　　　B. 股骨头骨折　　　　　　C. 股骨下段骨折

    D. 腓骨骨折　　　　　　　E. 趾骨骨折

29. 使足内翻的肌肉是（　　）。

    A. 腓骨长肌和腓骨短肌　　　　　　　　　　　B. 腓骨长肌和胫骨后肌

    C. 胫骨前肌和胫骨后肌　　　　　　　　　　　D. 胫骨前肌和第3腓骨肌

    E. 以上各组肌肉都不是

30. 关于股动脉的描述,正确的是（　　）。

    A. 是髂内动脉的延续　　　　　　　　　　　　B. 在大腿全程均有肌肉覆盖

    C. 在收肌管中发出股深动脉　　　　　　　　　D. 在股鞘内位于外侧

    E. 在隐静脉裂孔的内侧

31. 某运动员训练时不慎扭伤左踝关节,出现踝管内淤血、肿胀、局部疼痛,请问血肿压迫了什么血管神经?（　　）

    A. 胫前动脉和腓深神经　　　　　　　　　　　B. 胫后动脉和胫神经

    C. 足底内侧动脉和足底内侧神经　　　　　　　D. 腓动脉和腓浅神经

    E. 大隐静脉和隐神经

32. 髋关节的血液供应不包括（　　）。

    A. 旋股外侧动脉　　　　　　B. 旋股内侧动脉　　　　　　C. 腘动脉

    D. 闭孔动脉　　　　　　　　E. 股骨滋养动脉

33. 股管（　　）。

    A. 占据股鞘的外侧　　　　　B. 位于耻骨结节内侧　　　　C. 位于股静脉内侧

    D. 容纳股动脉　　　　　　　E. 容纳股神经

34. 正常时可摸到足背动脉搏动的部位紧靠（　　）。

    A. 胫骨前肌腱外侧　　　　　　　　　　　　　B. 趾长伸肌腱内侧

C. 拇长伸肌腱外侧

D. 趾长伸肌腱外侧

E. 内踝前方

35. 股三角的内容物,从内向外是(　　　)。

A. 股动脉、股静脉、股神经、淋巴结

B. 淋巴结、股静脉、股动脉、股神经

C. 淋巴结、股动脉、股静脉、股神经

D. 淋巴结、股神经、股动脉、股静脉

E. 股神经、股动脉、股静脉、淋巴结

36. 穿行坐骨小孔的结构有(　　　)。

A. 阴部神经

B. 臀下血管

C. 股后皮神经

D. 梨状肌

E. 臀上血管

37. 关于胫后动脉的叙述,错误的是(　　　)。

A. 为腘动脉的延续

B. 与胫神经同行于腘管内

C. 在起点远侧尚发出腓动脉

D. 在内踝与跟部之间尚分出足底内、外侧动脉

E. 在踝部发出踝动脉

38. 最易触摸到胫后动脉搏动的部位是(　　　)。

A. 外踝后方

B. 腓骨头处

C. 踝关节前面

D. 内踝后方

E. 内踝前方

39. 没有位于腘窝内的结构是(　　　)。

A. 腘动脉　　B. 隐神经　　C. 腓总神经　　D. 小隐静脉　　E. 胫神经

40. 股神经是(　　　)。

A. 支配小腿内侧部的皮肤感觉

B. 支配大腿外侧部的皮肤感觉

C. 位于股动脉内侧

D. 支配大收肌

E. 是屈膝关节肌肉的神经

41. 为了避开坐骨神经,臀部最佳注射部位是(　　　)。

A. 外上象限

B. 内上象限

C. 外下象限

D. 内下象限

E. 四个象限汇合处

42. 股疝容易发生嵌顿现象的主要原因是(　　　)。

A. 股环周围结构缺乏伸缩性

B. 股管过于狭窄

C. 股管过于宽松

D. 股鞘坚硬

E. 卵圆窝的镰状缘锐利

43. 临床检查髋关节时,不容易摸到的是(　　　)。

A. 股骨大转子

B. 坐骨结节

C. 髂前上棘

D. 股骨小转子

E. 髂嵴

44. 出入梨状肌下孔的结构,最外侧者为(　　　)。

A. 坐骨神经

B. 股后皮神经

C. 臀下神经

D. 臀上神经

E. 阴部神经

45. 有关股动脉的叙述,错误的是(　　　)。

A. 延续为腘动脉   B. 发出股深动脉

C. 由髂外动脉延续而来   D. 与一段大隐静脉伴行

E. 股三角内位于股静脉外侧

46. 臀下神经支配（   ）。

A. 臀小肌   B. 臀中肌   C. 臀大肌

D. 阔筋膜张肌   E. 髂腰肌

47. 参与腘窝构成的结构,错误的是（   ）。

A. 股二头肌   B. 半膜肌   C. 半腱肌

D. 腓肠肌   E. 以上都不对

48. 下述哪个动脉支不参与膝关节动脉网的构成？（   ）

A. 膝上内侧动脉   B. 膝上外侧动脉

C. 膝下内、外侧动脉   D. 膝中动脉

E. 旋股内侧动脉

49. 有关大隐静脉属支的描述,下述哪个是错误的？（   ）

A. 腹壁浅静脉   B. 旋髂浅静脉   C. 阴部内静脉

D. 股内侧浅静脉   E. 股外侧浅静脉

50. 有关踝管内结构,叙述错误的是（   ）。

A. 有胫骨后肌腱通过   B. 有胫后血管和胫神经通过

C. 有趾长屈肌腱通过   D. 有踇长屈肌腱通过

E. 以上描述都是错误的

（赵振富）

第九章

脊 柱 区

一、学习要求

（1）了解脊柱区的境界、分区与体表标志；掌握主要骨性标志的定位及临床意义。

（2）熟悉脊柱区的层次结构特点，胸腰筋膜的分层及临床意义。

（3）掌握枕下三角、腰上三角和腰下三角的构成、内容物及临床意义。

（4）掌握各部椎骨的形态结构和椎骨间连接的特点，掌握椎管的整体形态、椎管的壁、椎管的内容物及临床意义。

（5）掌握硬膜外隙和蛛网膜下隙的境界、构成、内容物及解剖特点，掌握椎管内各种穿刺的入路层次及临床特点。

（6）了解脊髓的血供及临床意义。

二、概述

1. 脊柱区的分区

脊柱区又称背区，是指脊柱及其后方和两侧的软组织所配布的区域。脊柱区可分为项区、胸背区、腰区和骶尾区。

2. 脊柱区的层次结构

（1）浅层结构　皮肤、浅筋膜、皮神经、浅血管。

（2）深筋膜　项筋膜、胸腰筋膜。

（3）肌层　由背肌和部分腹肌组成。由浅入深可分为四层：第一层为斜方肌、背阔肌和腹外斜肌后部；第二层为夹肌、肩胛提肌、菱形肌、上后锯肌、下后锯肌和腹内斜肌后部；第三层为竖脊肌和腹横肌后部；第四层为枕下肌、横突棘肌和横突间肌等。

3. 椎管及其内容物

椎管是由各部椎骨的椎孔和椎骨间的骨连结共同连成的管道，上经枕骨大孔与颅腔相通，下经骶骨的骶管达骶管裂孔。构成椎管壁的任何结构发生病变，均可使椎管腔变形或变窄，压迫椎管内容物。椎管内容物有脊髓、脊髓被膜、脊神经根、血管及结缔组织等。脊髓的表面被覆三层被膜，由外向内依次为：硬脊膜、脊髓蛛网膜和软脊膜。各层膜间及硬脊膜与椎管骨膜间均存在腔隙，由外向内依次为：硬膜外隙、硬膜下隙和蛛网膜下隙。

三、解剖方法及观察

1. 尸位

尸体取俯卧位,颈下垫一个木枕。

2. 摸认体表标志

枕外隆突、乳突、第 7 颈椎棘突、胸腰椎棘突、骶正中嵴、骶管裂孔和骶角、髂嵴和髂后上嵴、肩胛冈、肩胛骨下角、第 12 肋和竖脊肌。

3. 皮肤切口

①自枕外隆突向下,沿后正中线垂直切至第 5 腰椎棘突处;②沿上项线,向两侧做横向水平切口至耳廓上缘;③自第 7 颈椎棘突尖向两侧肩峰做一个水平切口;④自第 5 腰椎棘突向外侧沿两侧髂嵴做横向弧形切口至髂前上棘。

4. 解剖浅层结构

（1）翻皮　沿上述切口剥离皮肤,分别向外侧翻开项、背、腰部皮肤,显露浅筋膜。

（2）解剖浅筋膜内的皮神经　项部浅筋膜致密,脂肪组织中有许多纤维隔,而腰部的浅筋膜则含有丰富的疏松结缔组织。项、背、腰部的皮神经均为脊神经的后支,呈明显的节段性分布。

（3）解剖枕大神经　枕大神经自斜方肌上份的肌腱处穿出深筋膜,行于枕动脉的内侧,可在枕外隆突外侧 2～3 cm 处寻找并追踪至颅后部皮肤。同时在枕大神经的下方,找到第 3 枕神经,修洁至枕外隆突附近的皮肤。

5. 解剖深层结构

（1）修洁及观察　首先修洁斜方肌、背阔肌与腹外斜肌的后缘,观察肌纤维的走向及以下内容。

①听诊三角:位于背部的上半部,是由斜方肌外下缘、背阔肌上缘和肩胛骨脊柱缘围成的三角区。

②腰下三角:由腹外斜肌的后缘、背阔肌起始部的前缘和髂嵴围成的三角区。

③胸腰筋膜浅层的附着范围:其内侧附着于胸腰椎的棘突、棘上韧带和骶正中嵴;外侧在背部附着于肋角外面,在腰部于竖脊肌外侧缘处与其中层和背阔肌腱膜融合;下方附着于髂嵴和骶外侧嵴。

（2）解剖斜方肌　沿斜方肌下缘钝性分离至胸椎棘突的起始部,再沿正中线外侧 2～3 cm 处,向上纵行切断此肌,最后沿上项线向外侧切断该肌的起始部。将该肌自内侧向外侧翻转至肩胛冈处。注意勿损伤肌肉深面的枕动脉、枕大神经、副神经外支,以及菱形肌。

（3）解剖背阔肌　先在第 12 肋附近,沿背阔肌外下缘钝性分离该肌,注意其深面的下后锯肌。当向内侧分离至竖脊肌的外侧缘时,可在第 12 肋水平处做一个与背阔肌纤维相垂直的切口,切断背阔肌肌腹。将切断的上、下肌瓣分别向两侧翻开,除可见到斜行于肋骨下缘的下后锯肌外,还可见到介于下后锯肌下缘、竖脊肌外侧缘和腹内斜肌后缘之间的腰上三角,其表面为背阔肌覆盖,底面为腹横肌的起始腱膜。还可见到肋下神经、髂腹下神经和髂腹股沟神经穿经此区。

（4）解剖颈后区（项部）深层血管 在胸锁乳突肌和头夹肌附着点的深面,枕大神经的外侧,可找到枕动脉,追踪至颅顶后部。在已翻开的斜方肌深面,在肩胛提肌和夹肌之间可见到颈横动脉的升支（颈浅动脉）;再在肩胛提肌深面,寻找颈横动脉的降支肩胛背动脉。

（5）解剖菱形肌 将起自第6、7颈椎棘突和第1～4胸椎棘突的菱形肌,在接近起点处自上而下纵行切断,并将其翻向外侧,可见位于其深面的上后锯肌、肩胛背神经及肩胛背动脉。

（6）解剖枕下三角 于枕后区中部可见向外上方斜行的头夹肌和颈夹肌,于项下部可见偏向外侧下行的肩胛提肌。切断夹肌肌腹,翻向外侧,可见头半棘肌。切断头半棘肌的上端并翻向下,显露枕下部,可见到枕下三角。该三角的上内侧界为头后大直肌,上外侧界为头上斜肌,下外侧界为头下斜肌。三角内有由外侧向内侧横行的椎动脉,还有紧贴椎动脉下缘浅出的枕下神经。

（7）解剖胸腰筋膜及竖脊肌 在腰部,自正中线旁3 cm处纵行切开胸腰筋膜的浅层,切口长10～12 cm,并将切开的浅层向内、外侧拉开,显露竖脊肌。观察肌纤维的走向,并把竖脊肌拉向内侧,可见胸腰筋膜中层,该处的筋膜特别发达,并呈腱膜性质,包绕竖脊肌。胸腰筋膜的深层为腰方筋膜,是腹内筋膜的一部分。

（8）解剖椎管

①切除椎板,观察硬膜外腔。腔中充满脂肪性疏松结缔组织、椎内静脉丛等。静脉丛可能因未注射颜色看不出。清除椎管内硬膜外腔中的疏松结缔组织,观察硬脊膜。在第2骶椎水平以下它构成一个细的纤维索,包绕在终丝的周围。

②解剖和观察脊髓的被膜。沿硬脊膜后方正中线纵行剖开硬脊膜,并向两侧翻起,即可看到薄而透明的蛛网膜。在活体上该膜贴近硬脊膜,两者之间只有潜在的硬膜下腔,但在尸体由于脑脊液已消失,因而它不与硬脊膜紧贴,而与深面的软脊膜贴近。再纵行切开蛛网膜,观察软脊膜。软脊膜与脊髓愈合在一起,故不能将它们分开。软脊膜与蛛网膜之间的腔隙称为蛛网膜下腔,此腔向上与颅内的同名腔相通,向下扩大形成终池。池的下端终止于第2骶椎水平。在脊神经前、后根之间,可见软膜向外方突起顶着蛛网膜,形成尖端附着于硬脊膜的齿状韧带。

③观察脊髓的外形。注意颈、腰膨大和脊髓圆锥的位置。观察脊神经前根、后根和脊神经节。观察第2腰椎水平以下的终丝及其周围由脊神经根构成的马尾。

四、临床联系

1. 腰上三角的解剖学基础

腰上三角位于背阔肌的深面,第12肋的下方。三角的内侧界为竖脊肌外侧缘,外下界为腹内斜肌的后缘,上界为第12肋。三角的底为腹横肌起始部的腱膜,腱膜深面有3条与第12肋平行排列的神经。腱膜的前方有肾和腰方肌。经腹膜外肾手术时必经此角,层次为皮肤、浅筋膜、肌层（包括背阔肌、腹外斜肌、下后锯肌、腹内斜肌、腹横肌）、腹横筋膜、腹膜后脂肪及肋下神经、髂腹下神经、腹股沟神经（可能遇到）、肾筋膜、肾脂肪囊、肾纤维囊。腰上三角是腹后壁的薄弱区之一,可形成腰疝。

2. 腰下三角的解剖学基础

腰下三角位于腰区下部,腰上三角的外下方。由髂嵴、腹外斜肌后缘和背阔肌前下缘围成。三角的表面仅覆盖以皮肤和浅筋膜,底为腹内斜肌。此三角为腹后壁的又一个薄弱区,亦可形成腰疝。腰区深部脓肿可经此三角达皮下。盲肠后位阑尾炎时,此三角亦会有明显压痛。

3. 椎间盘的解剖学基础

成人椎间盘可因血液供应不足而发生变性,并易受结核菌的侵犯而致坏死。过度劳损可引起纤维环破裂,使纤维环或髓核向椎管内或椎间孔处突出,压迫脊髓或脊神经根,此即为椎间盘突出症,以第4、5腰椎之间的椎间盘较为多见。治疗椎间盘突出症常用的手术入路是腰椎后侧入路,层次为皮肤、浅筋膜、胸腰筋膜浅层、背阔肌、胸腰筋膜深层、竖脊肌等椎旁肌、黄韧带。由于纤维环的前部厚,后外侧部较薄,后方中央有后纵韧带增强,加之髓核又位于纤维环的中央偏后,故髓核常对着椎间孔向后外侧突出,压迫脊神经根,引起病人肢体疼痛、肌力减退和肌萎缩、皮肤感觉障碍等。随着年龄的增长,脊柱颈部的椎间盘容易出现慢性萎缩,同时椎体钩骨质增生,向后外方扩展,椎间孔变窄,压迫脊髓、脊神经根,或影响椎动脉的供血,引起一系列症状,称为颈椎病。

4. 椎管内穿刺的解剖学基础

(1)临床硬膜外麻醉 将药物注入硬膜外隙,以阻滞硬膜外隙内的脊神经根。硬膜外麻醉穿刺时,由浅入深经皮肤、浅筋膜、棘上韧带、棘间韧带、黄韧带达硬膜外隙。

(2)腰穿部位 在第1腰椎平面以下,由于脊髓已消失,仅有马尾浸泡于脑脊液中,而此处蛛网膜下腔宽度可达15 mm(颈胸部仅3 mm),故腰椎穿刺时,成人选择第3~4腰椎间隙,针刺方向是从第4腰椎棘突上缘斜向前下方。小儿则选择第4~5腰椎间隙,不会损伤脊髓。漂浮的神经根也易被推开而不致损伤,为理想的蛛网膜下腔穿刺部位。

(3)所经结构 针刺通过皮肤,皮下组织,棘上和棘间韧带,黄韧带,硬脊膜外腔,硬脊膜和蛛网膜。针刺穿过硬脊膜时可有轻微的痛觉,针尖刺入硬膜外腔时,由于外腔压力低,可把空针内液体吸入硬膜外腔,针尖进入蛛网膜下腔时,脑脊液则由针尖流出体外。

五、复习思考题

(一)名词解释

1. vertebrocostal angle
2. triangle of auscultation
3. suboccipital triangle
4. superior lumbar triangle
5. inferior lumbar triangle
6. denticulate ligament
7. epidural space
8. subarachnoid space
9. terminal cistern

10. segment of spinal cord

(二）选择题

1. Which of the follows does the line of the highest point of both iliac crest pass through? （　　）

A. 2nd lumbar spinous process   B. 3rd lumbar spinous process

C. 4th lumbar spinous process   D. 5th lumbar spinous process

E. 1st lumbar spinous process

2. Which of the follows does the line of both the lower of the scapula pass through? （　　）

A. 6th thoracic spinous process   B. 7th thoracic spinous process

C. 8th thoracic spinous process   D. 9th thoracic spinous process

E. 10th thoracic spinous process

3. Which one is not ramus posterior nervorum spinalium? （　　）

A. greater occipital nerve   B. lesser occipital nerve   C. 3rd occipital nerve

D. superior clunial nerve   E. medial cluneal nerve

4. Spinal muscular layer can be divided into （　　）。

A. 1 layer   B. 2 layers   C. 3 layers   D. 4 layers   E. 5 layers

5. 有关脊柱区肌层的描述错误的是（　　）。

A. 第一层为背阔肌和斜方肌

B. 第二层为竖脊肌和横突棘肌等

C. 第三层位于脊柱两侧,分为长、短肌,长肌位于浅层,短肌居于深部

D. 第四层为腰方肌,脊柱两侧还有许多短肌,颈后区还有枕下肌

E. 第二层有大、小菱形肌、上后锯肌以及腰部的下后锯肌

6. 关于枕下三角的描述,错误的是（　　）。

A. 其上内界为头后大直肌,上外界为头上斜肌,下外侧界为头下斜肌

B. 头部过度旋转或枕下肌痉挛可压迫椎动脉,使脑供血不足

C. 椎动脉下方有枕下神经浅出

D. 三角的底由寰枕后膜及寰椎后弓所构成

E. 椎动脉由内侧向外侧横行于三角的外侧

7. Lumbocostoabdominal triangle （　　）.

A. located deep to latissimus dorsi

B. located lower of 12th rib

C. its inside bound is the lateral border of erector spinae

D. its upper bound is 12th rib

E. all of the above is right

8. 关于腰上三角的描述,错误的是（　　）。

A. 腰上三角有肋下神经、髂腹下神经和髂腹股沟神经通过

B. 底面为腹横肌筋膜

C. 表面由斜方肌下部所覆盖

D. 如腹腔内容物从此处突出称为腰疝

E. 临床上腹膜后脓肿可经三角穿破引流

9. The three sides of lumbar triangle are (   ).

A. anterior border of latissimus dorsi, midaxillary line and iliac crest

B. anterior border of latissimus dorsi, obliquus internus abdominis and iliac crest

C. anterior border of latissimus dorsi, posterior border of obliquus externus abdominis and iliac crest

D. anterior border of latissimus dorsi, superior border of gluteus and posterior border of obliquus externus abdominis

E. all of the above is incorrect

10. 关于腰下三角的描述,错误的是(   )。

A. 为腹后壁薄弱区

B. 腹膜后间隙发生的脓肿亦可以从此处穿破

C. 右腰下三角前方与阑尾、盲肠相对

D. 该区表面被背阔肌下部覆盖

E. 腰疝亦可发生于此,且多发生于老年消瘦的妇女

11. Which of the follows is not located in vertebral region? (   )

A. dorsal scapular nerve

B. subscapular nerve

C. thoracodorsal nerve

D. ramus posterior nervorum spinalium

E. accessory nerve

12. Which of the follows is irrespective to the connection between the pyramids? (   )

A. intervertebral discs　　　　B. anterior longitudinal ligament

C. posterior longitudinal ligament　　　D. ligamenta flava

E. anulus fibrosus

13. 有关腰部肾手术切口的描述,错误的是(   )。

A. 临床上做肾手术时常用腰部斜切口

B. 该切口始于第 12 肋骨下缘中点,向前、下外达髂前上棘的上前方约 2 cm 处

C. 切口依其层次为皮肤、浅筋膜、背阔肌及腹外斜肌,经腰下三角至肾筋膜及肾脂肪囊

D. 如切口需扩大,应注意在切除 12 肋骨时避免切破胸膜造成气胸

E. 经腰上三角切口时,应尽量避免损伤通过该区的神经

14. How many physiological curvatures of normal spinal observed from the side? (   )

A. 4   B. 3   C. 2

D. 1   E. all of above is incorrect

15. 关于椎静脉丛的描述,错误的是(   )。

A. 分为椎内静脉丛和椎外静脉丛

B. 椎内静脉丛位于硬膜外隙内

C. 收集脊柱、脊髓和邻近肌肉的静脉血液

D. 是沟通上、下腔静脉系与颅内、外静脉的重要桥梁

E. 以上都对

16. 椎骨的特点是(   )。

A. 椎骨主要由外层的骨密质构成

B. 当脊柱屈曲并受暴力打击时,椎前部常发生压缩性骨折

C. 颈椎的特征是横突长而宽,根部无横突孔

D. 胸椎的横突有横突孔

E. 腰椎的关节突关节受暴力打击时,常发生椎骨脱位,而不易发生骨折

17. 关于椎间盘的描述,错误的是(   )。

A. 位于相邻两个椎骨的椎体之间

B. 颈部和腰部的前部较厚

C. 椎间盘的周围部为纤维环构成

D. 椎间盘中央为髓核,是一种无弹性的物质

E. 椎间盘的厚薄、大小可随年龄不同而有所改变

18. 关于椎管的描述,错误的是(   )。

A. 由各椎骨的椎孔和骶骨的骶管连成

B. 向上经椎骨大孔通颅腔

C. 向下终于骶管裂孔

D. 椎管内容物有脊髓、脊神经根、被膜、血管及少量结缔组织

E. 椎管的胸段一般较宽,脊髓在此段不易受压

19. 关于脊髓的被膜与腔隙的描述,正确的是(   )。

A. 脊髓的被膜由外至内有软脊膜、脊蛛网膜和硬脊膜

B. 硬脊膜外面与椎管内面的骨膜之间的间隙,称为硬膜外隙

C. 硬膜外隙内的静脉丛不与硬脑膜窦相通

D. 硬膜外隙经枕骨大孔与颅腔相通

E. 硬脊膜与蛛网膜之间的间隙称为蛛网膜下隙

20. 椎管穿刺时脑脊液流出表示穿刺针到达(   )。

A. 脊髓的中央管   B. 蛛网膜下隙

C. 软脊膜与脊髓之间   D. 硬脊膜与蛛网膜之间

E. 硬膜外隙

21. Which one must be worked through when epidural anesthesia is carried? (   )

A. posterior longitudinal ligament   B. ligamenta flava

C. spinal dura mater

D. spinal pia mater

E. arachnoid

22. Which one is located in epidural space? (　　)

A. spinal nerve root

B. sinus vertebral nerve

C. vertebral venous plexus

D. fat

E. all of the above

23. Which one is not connected with cranial cavity and is negative pressure? (　　)

A. epidural space

B. subdural space

C. subarachnoid space

D. terminal cistern

E. cerebellomedullary cistern

24. 硬脊膜外隙与颅内的(　　)。

A. 硬脑膜外隙相通

B. 桥池相通

C. 蛛网膜下隙相通

D. 硬脑膜外隙不相通

E. 脚间池相通

25. 关于脊髓蛛网膜下隙的描述,错误的是(　　)。

A. 隙内充满脑脊液,与脑的蛛网膜下隙相通

B. 下端扩大为终池,终止于第一腰椎水平

C. 终池内无脊髓

D. 终池内只有腰骶、尾神经根形成的马尾

E. 做腰椎穿刺和腰麻常经此隙进行

26. 下颈段(C5~C8)脊髓节段比相应的椎骨高(　　)。

A. 1个椎体　　B. 2个椎体　　C. 3个椎体　　D. 4个椎体　　E. 等高

27. 腹膜后间隙脓肿不易穿破的部位是(　　)。

A. 枕下三角　　B. 听诊三角　　C. 肾区　　D. 腰下三角　　E. 以上皆是

28. 蛛网膜下隙下端终于(　　)。

A. 第5腰椎高度

B. 第1骶椎高度

C. 第2骶椎高度

D. 第3骶椎高度

E. 第4骶椎高度

29. 终池(　　)。

A. 在第12胸椎至第1骶椎之间

B. 在第12胸椎至第2骶椎之间

C. 在第1腰椎至第1骶椎之间

D. 在第1腰椎至第2骶椎之间

E. 内有脊髓和马尾

30. 关于脊神经根的叙述,错误的是(　　)。

A. 由前、后根丝汇合而成

B. 可分为蛛网膜下隙段和硬膜外段

C. 在椎间孔处与椎间孔周围连接疏松

D. 腰骶神经根构成马尾

E. 脊髓3层被膜与神经外膜、束膜和内膜相续

31. 参与椎间孔构成的是(　　)。

A. 椎体　　B. 椎间盘　　C. 黄韧带　　D. 椎弓根　　E. 以上都是

32. 下述有关硬脊膜外隙的描述,错误的是(　　)。

A. 在腰椎穿刺时被穿破入

B. 容纳椎内静脉丛

C. 充满脑脊液　　　　　　　　　　D. 不与颅腔相通

E. 椎内静脉丛与颅内硬脑膜窦相通

33. 某 8 岁患儿因发热、头痛 6 天,近日体温持续升高,并伴有恶心呕吐,因诊断需要进行腰部蛛网膜下隙抽取脑脊液,以便进行化验检查,试问穿刺针最后经过何种结构进入蛛网膜下隙?(　　)

A. 棘上韧带　　　　　B. 棘间韧带　　　　　C. 黄韧带

D. 硬脊膜　　　　　E. 脊髓蛛网膜

34. 某男性病人在进行房屋外装修时不慎从高空落下,造成脊柱骨折,出现双下肢瘫痪,大小便失禁,脐平面以下浅感觉丧失,脊髓损伤的节段是(　　)。

A. 胸 9 节　B. 胸 10 节　C. 胸 11 节　D. 胸 12 节　E. 腰 1 节

35. 关于骶骨的描述,不正确的是(　　)。

A. 骶前孔内有骶神经前支及血管通过

B. 骶后孔内有骶神经后支及血管通过

C. 临床上经骶管裂孔可进行神经阻滞麻醉

D. 骶管纵贯骶骨全长,下端终于骶管裂孔

E. 骶前、后孔不通骶管

36. 下列描述不正确的是(　　)。

A. 成人脊髓下端达第 1 腰椎体下缘

B. 成人脊髓下端达第 3 腰椎水平

C. 脊髓蛛网膜下隙下端扩大成终池,终于 S2 水平

D. 临床上椎间盘脱出症以第 4、5 腰椎间多见

E. 临床上可经骶管裂孔作骶神经阻滞麻醉

37. 有关枕下神经的描述,错误的是(　　)。

A. 为第 1 颈神经的后支　　　　　B. 经寰椎后弓与椎动脉之间

C. 进入枕下三角　　　　　　　　D. 从枕下三角上方经过

E. 支配枕下三角周围的肌肉

38. 某男性病人因右侧腰腿痛,经医生检查后诊断为腰 5 骶 1 椎间盘突出,需经椎管进行髓核摘除术,请问手术中不必切开的结构是哪一个?(　　)

A. 胸腰筋膜　B. 竖脊肌　　C. 椎弓板　D. 前纵韧带　E. 黄韧带

39. 某男性 56 岁前列腺癌病人经手术切除后,进来时有头痛、恶心、呕吐等症状,医生为其进行 CT 检查时发现颅内多处占位性病变,诊断为前列腺癌颅内转移。试问癌细胞经过何种途径转移到颅内?(　　)

A. 胸导管　　B. 椎动脉　　C. 颈内动脉　D. 奇静脉　　E. 椎静脉丛

40. 为脑、脊髓病变病人进行腰穿时,操作者手下常有"落空感",请问针穿过下述何种结构才会引起这种感觉?(　　)

A. 后纵韧带　B. 黄韧带　　C. 棘间韧带　D. 硬脊膜　　E. 棘上韧带

参考文献

[1] 王怀经.局部解剖学[M].7版.北京:人民卫生出版社,2010.

[2] 彭裕文.局部解剖学[M].7版.北京:人民卫生出版社,2008.

[3] 刘树伟.局部解剖学[M].8版.北京:人民卫生出版社,2013.

[4] 徐达传.局部解剖学[M].2版.北京:高等教育出版社,2011.

[5] 吴在德.外科学[M].7版.北京:人民卫生出版社,2010.

[6] 曾志成.局部解剖学实习指导及中英文习题集[M].3版.西安:世界图书出版公司,2006.

[7] 卢大华,潘爱华.局部解剖学考点图解[M].北京:科学技术文献出版社,2008.

[8] 潘爱华,卢大华.解剖学导学与应试指南[M].北京:科学技术文献出版社,2009.

[9] 罗学港.人体解剖学[M].北京:高等教育出版社,2010.

[10] 车向新.精要双语人体解剖学[M].北京:人民卫生出版社,2010.

[11] 潘爱华.解剖学课程纲要、精编笔记与考研指南[M].北京:科学技术文献出版社,2013.